여성호르몬 공략집

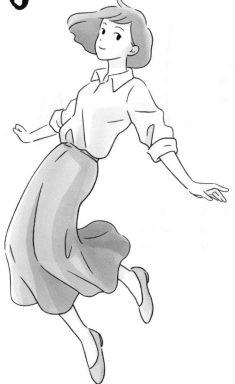

ɛɛɛɛɛ 나가타 교코 지음 ɛɛɛɛɛ

라라

시작하며

사춘기 딸과 갱년기 엄마가 함께하는 생활 상상해보셨나요? 이 책은 이런 상황에 있는 모녀를 돕기 위해 쓴 책입니다. 몸과 마음이 가벼워져 쾌적한 일상을 보낼 수 있기를 바라는 마음으로요.

흔히 사춘기 아이들에 대해 말할 때, '굴러가는 낙엽만 봐도 웃음이 나는 시기'라고 합니다. 좋은 피부결, 첫사랑, 청춘… 반짝반짝한 미래가 있어서 매일이 즐거운 시절이지요. 반면 갱년기는 '떨어지는 낙엽만 봐도 마음이 울적해지는 시기'라고 합니다. 갱년기를 겪는 이들은 짜증, 우울을 비롯해 어깨 결림, 요통, 핫플래시(역주 : 주로 얼굴이나 목 부분에 갑자기 열감이 느껴지며 땀이 쏟아지는 증상. 이하 안면홍조.) 등 많은 불편함을 호소합니다.

사춘기와 갱년기는 이렇듯 동전의 양면과도 같은 관계성을 보입니다. 하지만 알고 보면 둘 사이에는 많은 공통점이 있습니다. 신체적, 정서적, 환경적 변화가 있다는 점입니다. 가장 큰 변화는 성호르몬의 작용으로 인한 신체적 변화입니다. 몸이 급격하게 변화하는데 마음이 따라가지 못해 당황하거나 초조함을 느끼게 되는 것이죠. 학교나 가정, 사회 등 소속된 환경이 달라지기도 합니다.

엄마의 갱년기와 딸의 사춘기가 맞물리면서 갈등이 깊어지는 가족들이 있습니다. 감정의 골이 깊어지면서 매일이 지옥처럼 느껴지는 것이죠. 사실, 이렇게 말하는 저도 사춘기 때는 갱년기를 겪고 있던 엄마와 부딪치지 않는 날이 없었습니다. 심지어는, 가출한 적도 있을 정도였으니까요.

정식으로 인사드리겠습니다!
저는 갱년기 여성들을 돕는 토털 케어 단체 〈체브라〉의 대표 나가타 교코입니다.

피트니스 강사로서 육아 중인 여성의 건강을 케어했던 경험, 갱년기 장애로 우울증을 앓은 어머니를 모셨던 경험을 토대로 이 활동을 시작하게 되었습니다. '체브라'라는 이름은 갱년기를 긍정적으로 표현한 문구 'the change of life'에서 아이디어를 얻었습니다. 갱년기가 위기가 아닌 기회가 될 수 있도록, 여성의 호르몬 변화를 대처하는 방법이나 심신의 불편함을 해소하는 데 효과적인 방법을 널리 알리고 있습니다.

사춘기와 갱년기는 매우 중요한 시기입니다. 앞으로 나아갈 인생을 결정하는 시기라고 해도 과언이 아닙니다. 쉽게 흔들리고, 쉽게 상처받고, 또 쉽게 위기에 빠질 수 있습니다. 하지만 엄마와 딸이 스스로의 변화를 올바르게 파악하고 잘 대처해 나간다면, 자신도 성장하고 가정도 화목해지는 기회가 될 것입니다. 그럼, 인생을 더욱 풍요롭고 즐겁게 만들어 줄 여정으로 함께 떠나보시죠.

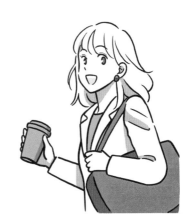

목차

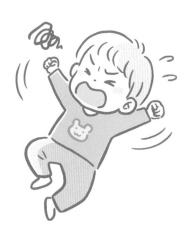

사춘기 딸의 몸과 마음

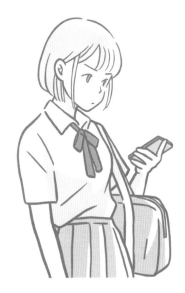

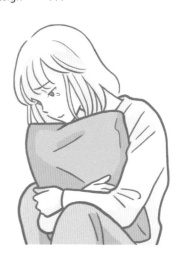

제 4 장 사춘기 vs 갱년기 잘 극복하는 법

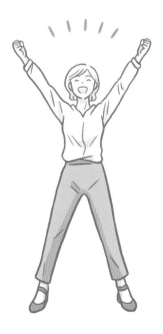

제 5 장 인생 2막을 시작하다

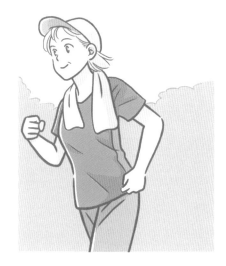

제 **1** 장

우리 몸과 여성호르몬

여성호르몬 롤러코스터 여행기

10대, 20대, 30대, 40대, 50대 그 이후 …. 우리 몸은 성장과 함께 빠르게 변화합니다. 이 변화에 크게 관여하는 것이 바로 '성호르몬'입니다. 먼저, '여성호르몬 롤러코스터'를 타고 여행하며 성호르몬과 우리의 일생에 대해 알아봅시다.

이 책을 읽는 사람이 딸을 키우는 어른이라면 그동안 지나온 길을 돌아보거나 앞으로 딸에게 일어날 변화를 기대해볼 수 있습니다. 여성이라면, 지금 자신의 몸에 일어나고 있는 일을 객관적으로 생각할 수 있습니다. 즐겁게 읽어보시기를 바랍니다.

준비됐나요? 그럼, 롤러코스터 출발!

* 이 책에서 말하는 여성호르몬은 주로 '에스트로겐'을 가리킵니다. 몸의 변화를 편안하게 느낄 수 있도록 친숙한 표현을 사용했습니다.
　♥━━━━▷은 에스트로겐의 변동도입니다. 변동의 정도가 클수록 우리의 몸과 마음에 큰 영향을 미칩니다.

0-10
years
Baby

아이의 몸과 마음

　인간의 일생은 크게 소아기, 사춘기, 성 성숙기, 갱년기, 노년기, 이렇게 다섯 단계로 나눌 수 있습니다. 먼저 소아기부터 살펴보겠습니다.

　당신의 생명은 10개월 동안 엄마 배 속에서 자랍니다. 그리고 드디어 세상 밖으로 나옵니다!

　덜컹덜컹! 드디어 여성호르몬 롤러코스터가 움직이기 시작하네요. 단 한 번뿐인 인생이 시작되었습니다. 처음에는 성호르몬 분비가 없어 평탄하게 나아갑니다.

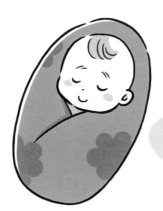

소아기

　• 성호르몬의 영향은 없으며, 남녀 간에는 외성기 이외의 다른 점은 없다.

출생 후 10세 정도까지는 성호르몬의 영향을 받지 않으며 남녀 간의 차이도 외성기 이외에는 거의 찾아볼 수 없습니다. 신생아는 스스로 밥을 먹지도, 말을 하지도 못합니다. 잠을 자다 뒤척이는 것조차 불가능합니다. 혼자서 할 수 있는 거라곤 그저 우는 것이죠. 사람은 혼자서는 살 수 없습니다. 가족과 주변 사람들의 도움을 받으며 자라나죠. 말을 하고 걸을 수 있게 되면 친구들과 의사소통을 할 수 있게 됩니다. 이 작은 몸에 큰 에너지와 가능성을 가지고 있다니! 참 대단하죠?

1차 반항기가 찾아오면, 지금까지 말을 잘 듣던 아이도 "싫어!", "안 해!"를 연발하며 막무가내로 떼를 쓰기 시작합니다. 흔히 이 시기를 '싫어 싫어' 시기, '미운 두 살'이라고 표현하죠. 뭐든 자기 마음대로 하려고 해서 주변 어른들을 난처하게 만들기도 합니다. 바이러스에 노출되면 고열을 내 부모를 걱정시키기도 하고요.

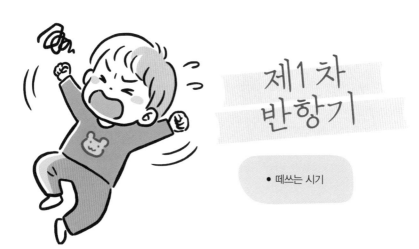

제1차
반항기

● 떼쓰는 시기

깨알 지식 · 여자아이의 난자 변화

여자아이는 태어날 때 이미 난소 속의 원시난포를 200만 개나 가지고 있습니다! 평생에 필요한 '난자의 바탕'을 갖고 태어나는 셈이죠. 원시난포는 매달 1개씩 난자로 배란되는 것이 아니라, 마치 비눗방울이 탁탁 터지며 사라지듯이 한 달에 약 1,000개씩 감소합니다. 배란이나 월경이 있고 없음에 상관없이 줄어들며, 초경 때는 약 20~30만 개, 35세 정도가 되면 태어날 때 가졌던 원시난포 약 200만 개 중에서 1~2%, 즉, 2~3만 개만이 남게 됩니다. 완경 시기가 되면 그 수가 0에 가까워집니다.

(참고: 일본 후생노동성 〈알고 있나요? 남성의 몸에 관한 것, 여성의 몸에 관한 것 – 건강하고 충실한 인생을 위한 기초지식〉

→ https://www.mhlw.go.jp/seisakunitsuite/bunya/kodomo/kodomo_kosodate/boshi-hoken/dl/
gyousei-01-01.pdf)

두근두근♪

초등학교에 입학하면 공부하는 방법과 배움의 즐거움을 알게 됩니다. 배려심을 배우고 자신과 남을 소중히 하는 법도 몸에 익힙니다.

분명 롤러코스터에 탑승했는데, 기대한 만큼의 변화가 일어나지 않는다고요? 하하. 지금부터를 기대해 주세요. 다음 단계로 넘어갑니다!

사춘기의 몸과 마음

철컹. 롤러코스터가 갑자기 위를 향하기 시작했습니다.

텅텅텅텅텅!

가파르게 위로 올라갑니다! 여성호르몬 수치 급상승!

그렇습니다. 10대가 되면 여성호르몬이 만들어지기 시작하면서 어른으로 변화하는 제2차 성징기를 맞이합니다. 우리가 사춘기라고 부르는 시기이죠.

사람마다 차이는 있겠지만, 여성호르몬이 점점 늘어나면서 보통 12세 전후에 첫 월경, 즉 '초경'이 찾아옵니다. 이 시기에는 신체적인 모습도 크게 바뀝니다. 키와 몸무게가 쑥쑥 늘어나고, 가슴이 부풀어 오르고 엉덩이도 통통해집니다. 또, 겨드랑이털과 음모가 자랍니다. 어른의 몸으로 변화해 나가는 것이죠.

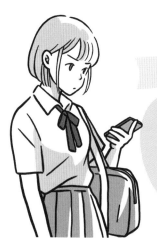

사춘기

- 월경이 시작된다
- 키가 자라고 체중이 늘어난다
- 가슴, 엉덩이 등이 커진다
- 겨드랑이털과 음모가 자란다

이 같은 성장 속도는 개인마다 차이가 큽니다.

(참고: 백분위수 성장곡선 https://www.mext.go.jp/component/b_menu/other/__icsFiles/afieldfile
/2013/03/29/1331750_4.pdf).[1]

키가 빨리 자라지 않는다, 다른 아이들보다 몸집이 커서 부끄럽다, 가슴이 큰 게 눈에 띄어 싫다, 가슴이 납작해서 걱정된다, 등 주변 친구들과 비교가 되는 것이 불안할 수도 있습니다. 하지만 너무 걱정하지 않아도 됩니다. 모두 자신만의 멋진 개성이니까요!

이 시기에는 친구들과 보내는 시간이 많아지면서 자연스레 친구 관계에 대한 고민도 생깁니다. 또래 친구에게 설레는 감정을 느끼기도 하고, 성욕도 조금씩 생기기 시작하죠.

사춘기는 '자아가 싹트는' 시기이기도 합니다. '나는 누구일까?'라는 생각을 하기 시작하면서 자신과 주변 사람의 가치관이 다르다는 것을 깨닫기도 합니다. 또한, 여성호르몬 분비가 불안정해 사소한 일에도 쉽게 스트레스나 상처를 받습니다. 갑자기 우울해지거나 짜증이 나는 등 마치 롤러코스터를 타는 것처럼 감정 기복이 심합니다. 부모님에게 짜증을 내거나 '제발 좀 내버려 뒀으면 좋겠다'고 느끼는 것도 자연스러운 현상입니다. 어른으로 가는 계단을 잘 오르고 있다는 뜻이랍니다!

---

1) 우리나라에서는 '소아 · 청소년 성장도표'라는 용어로도 사용한다.
   https://www.seoulnutri.co.kr/foodinfo_sub/1399.do?curPage=1&tr_code=rsite

성숙기의 몸과 마음

18-35
years
Adult

철컹! 슈웅~~!

다음은 안정적인 '성' 성숙기 구간입니다. 이곳으로 들어선 롤러코스터는 전망 좋은 곳을 기분 좋게 달립니다.

18세 무렵부터는 그동안 불안정했던 여성호르몬 분비가 점차 안정됩니다. 몸도 마음도 사춘기의 불안정함에서 벗어납니다. 호르몬이 충분히 분비되기 때문에 자궁과 난소는 아기를 가질 수 있는 상태가 됩니다. 어엿한 성인 여성의 반열에 들어가는 것이죠!

젊고 체력이 강해 조금 무리가 있어 보이는 일도 할 수 있습니다.

에너지가 넘치기 때문에 놀이나 연애, 배움 등, 여러 가지 일에 도전할 수 있습니다. 어느 때보다 인생이 반짝반짝 빛나는 때랍니다.

당신은, 어떤 청춘을 보내셨나요?

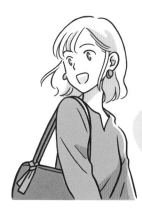

성숙기

- 여성호르몬 분비가 안정되고 에너지가 넘친다
- 임신 · 출산이 가능해진다

한편, 이 시기에는 수험을 비롯해 취업 활동, 자취, 사회 진출 등 환경 면에서도 큰 변화를 맞이합니다. 과도한 다이어트나 불규칙한 생활습관, 지나친 다이어트로 인해 여성호르몬의 분비가 제대로 이루어지지 않으면, 몸과 마음의 상태가 나빠지기도 하고 월경이 멈추기도 합니다. 아무리 젊고 에너지가 있다고 해도, 규칙적인 식사와 수면, 꾸준한 운동시간을 지키는 것은 매우 중요합니다. 지금의 생활이 미래의 건강한 몸과 마음을 만드는 밑거름이 된다는 사실, 잊지 마시길 바랍니다!

또, 배우자를 만나고 임신과 출산을 가장 많이 경험하는 시기이기도 합니다.

Pregnant 임신기~출산 직후의 몸과 마음

철컹…! 갑자기 무슨 일이 생긴 걸까요?!

여성호르몬 롤러코스터가 위를 향해 매우 가파르게 올라갑니다! 달까지 올라갈 기세인데요.

지금까지 경험해본 적 없는 높이까지 무섭게 올라갑니다.

그렇습니다, 임신을 했군요!

　임신 중에는 태아와 엄마의 몸을 보호하기 위해, 영양 공급처인 태반에서 평소의 1,000배 가까이 되는 여성호르몬을 분비합니다. 피부와 머리카락에도 반들반들 윤기가 생깁니다.

　난생처음 경험해보는 호르몬 균형의 역동적인 변화에 몸이 놀라게 되는데, 사람에 따라서는 심한 입덧을 하기도 합니다. 배가 점점 커지고, 자기 몸이 아닌 것처럼 느껴지는 시기입니다.

　슈우우웅~~! 어어~어?!
　여성호르몬 롤러코스터가 갑자기 아래로 곤두박질칩니다! 아이가 태어난 것입니다!

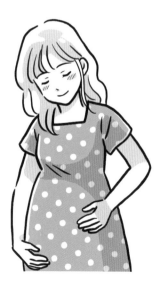

임신기

- 여성호르몬이 평소보다 1,000배나 많이 분비된다
- 머리카락과 피부에 탄력이 생긴다
- 호르몬 균형의 변화로 입덧을 한다

아기를 낳고 나면 진통이 한 번 더 옵니다. 임신 중 여성호르몬을 활발히 분비하던 태반이라는 '장기'가 자궁 내벽에서 떨어져 나오기 때문입니다. 출생 때는 아기뿐만이 아니라 태반까지 낳게 되는 셈이죠. 그렇게 되면, 출생 전까지는 평소보다 1,000배나 많이 분비되던 여성호르몬이 거의 0에 가까워지도록 단숨에 감소합니다. 그 후 난소 기능이 원래 상태로 돌아가기까지, 짧게는 3개월에서 길게는 반년이 걸린다고 알려져 있습니다.

그러므로 출산 후 1개월 정도는 반드시 몸을 충분히 쉬어야 합니다. 아기를 낳고, 태반이라는 장기가 없어지면서 1개월 정도는 출혈(오로)이 이어지니 예삿일이 아니죠. 심한 교통사고를 당했을 때의 충격과 비슷하다고 할 수 있습니다. 배우자나 부모님께 도움을 받거나, 육아 지원 도우미 등의 공적 서비스를 적극적으로 이용해야 합니다.

출산 후 이유 없이 눈물이 나거나 갑자기 숨쉬기가 힘들어지거나 짜증, 의욕 상실, 불안, 우울의 감정을 느낄 수 있습니다. 이와 같은 증상이 2주 이상 이어지면 '산후우울증'일 수 있으니, 반드시 병원에 방문하시기 바랍니다. 신체적으로는 어깨 결림, 관절통, 건초염, 부종, 변비, 탈모 등과 같은 증상이 나타납니다. 이 같은 증상은 여성호르몬의 급격한 감소가 주요 원인입니다.

PMS의 정체, 한 달 동안의 몸과 마음

큰 파도, 작은 파도, 흔들흔들…

우리가 타고 있는 롤러코스터는 마치 서핑하듯이 파도를 타고 나아갑니다.

여성호르몬의 변화를 월 단위로 알아볼까요?

사실, 한 달 동안에도 여성호르몬은 크게 변합니다.

여성호르몬에는 에스트로겐과 프로게스테론, 두 가지 종류가 있습니다.

에스트로겐은 우리의 젊음과 아름다움을 유지해주는 호르몬입니다. 기분을 밝게 하고, 피부를 윤기 있게 만들죠. 또, 뼈와 혈관을 튼튼하게 하고, 자율신경의 기능을 안정시키는 역할을 합니다. 에스트로겐의 분비가 왕성하면 기분이 상쾌해지고 의욕도 생긴답니다.

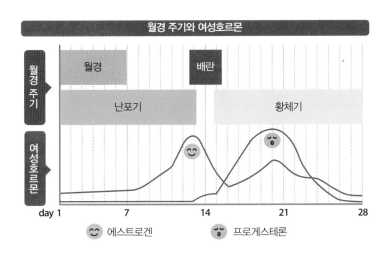

월경 주기와 여성호르몬

월경 주기

월경

배란

난포기

황체기

여성호르몬

day 1　　　　　7　　　　　　14　　　　　21　　　　　28

😊 에스트로겐　　　　　😮 프로게스테론

　한편, 프로게스테론은 자궁 내막을 두껍게 만들어 아기를 위한 푹신푹신한 침대를 준비합니다. 프로게스테론이 많이 분비되면 체온이 높아지거나 몸이 잘 붓고, 불안이나 우울감을 느끼기도 합니다. 임신했을 때 우리 몸에 너무 무리가 가지 않도록 미리 대비하는 겁니다.

　위의 그래프를 봅시다. 월경이 시작된 날을 1일째로 잡았습니다. 월경이 시작되면 에스트로겐이 분비됩니다. 그리고 배란이 일어나면 이번에는 임신에 대비하는 호르몬인 프로게스테론이 왕성하게 분비됩니다. 하지만 착상이 이루어지지 않으면, 에스트로겐과 프로게스테론은 모두 크게 감소합니다.

　이렇게 성호르몬 분비가 줄어들 때는 짜증과 우울감을 느낍니다.

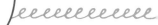

기분을 조절하기 어렵고 몸도 쉽게 붓습니다. 이런 증상을 가리켜 PMS(월경전증후군)라고 합니다.

　　그리고 어김없이 월경이 시작됩니다. 여성의 몸은 매달 변동하는 성호르몬의 파도와 함께 생활하고 있습니다.

프리 갱년기의 몸과 마음

　　슈웅~~!

　　여성호르몬 롤러코스가 높고 전망 좋은 구간을 기분 좋게 달리고 있다!

　　…고 생각했는데, 어느새 완만하게 내려가고 있네요!

　　그러고 보니, 요즘 왠지 쉽게 피곤하고 체력도 떨어지고, 살도 금방 찌는 것 같은데…

　　무언가 짐작 가는 것은 없나요?

　　어딘지 모르게 불편한 몸 상태, 이것이 자율신경 실조증이라 불리는 녀석일까요?

안정적인 성 성숙기도 후반으로 접어들면 난소 기능이 조금씩 저하되고, 그에 따라 여성호르몬의 분비도 줄어듭니다. 그래서 30대 후반에서 40대 초반까지를 '프리 갱년기'라고 부르기도 합니다.

지금까지는 거뜬했던 밤샘이나 과식, 과음, 불규칙한 생활이 어려워집니다. 20대처럼 생활하다가는 나중에 받게 되는 여파가 엄청나다는 사실을 깨닫고 놀라기도 하죠. 컨디션을 회복하기까지는 시간도 걸리고, 거울을 볼 때마다 얼굴의 주름과 흰머리가 늘어나는 것만 같고, '노화'라는 두 글자가 자꾸 머릿속에 맴돕니다.

40대부터는 생활 습관병이나 유방암에 걸릴 위험도 훨씬 커지므로 정기 검진이나 건강 검진을 받는 것을 권장합니다.

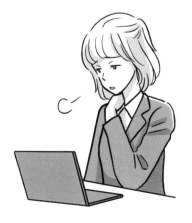

성숙기
(프리 갱년기)

- 여성호르몬의 분비 감소
- 쉽게 피곤해지고 체력이 떨어지는 등, 신체적인 불편함이 생긴다.

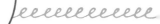

이제 여성호르몬 롤러코스터는 도대체 어떻게 될까요? 쿵쿵쿵쿵……

갱년기의 몸과 마음

철컹…!

…… !

쿠구구구구~우웅!

전망 좋은 구간을 질주하던 여성호르몬 롤러코스터가 이제 가파른 언덕길을 굴러떨어질 듯이 내려가기 시작합니다. 드디어 갱년기에 들어가는 거죠.

여성호르몬이 갑자기 줄어들면, 몸과 마음에 다양한 증상이 나타납니다.

대표적인 예로, 피부의 탄력과 촉촉함이 빠르게 사라지고, 흰머리가 두드러지기 시작합니다. 자율 신경의 균형이 흐트러지면서 두통, 불면, 안면 홍조, 짜증, 우울, 불안 등, 신체적·정신적 불편함도 자주 찾아옵니다. 사춘기의 호르몬 변화와 비슷해서 갱년기를 '제2의 사춘기' 혹은 '사추기(思秋期)'라고도 부릅니다.

환경적으로도 자녀가 수험생이 되거나 독립을 하는 등 굵직한 이벤트가 생깁니다. 부모님의 병환으로 간호를 해야 하거나 회사에서 책임자의 위치에 오르는 등 다양한 변화가 동시에 찾아오기도 하죠. 어느 것 하나 만만치 않은데, 모든 일이 한 번에 몰려온다면 어떨까요? 두 손을 번쩍 들고 "항복! 한계예요! 살려주세요!" 하고 외치는 분들도 계실지 모릅니다.

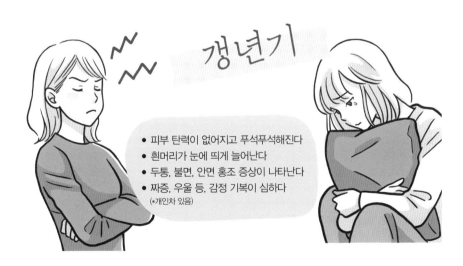

갱년기

- 피부 탄력이 없어지고 푸석푸석해진다
- 흰머리가 눈에 띄게 늘어난다
- 두통, 불면, 안면 홍조 증상이 나타난다
- 짜증, 우울 등, 감정 기복이 심하다
  (*개인차 있음)

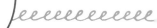

갱년기는 완경 전후 10년을 가리킵니다. 완경이란, 마지막 월경부터 1년 동안 월경이 없는 상태를 말합니다. 동양 여성의 평균 완경 연령은 50세 이후이므로 대략 45세에서 55세가 '갱년기'에 해당합니다.

하지만, 월경이 시작되는 시기의 개인차가 큰 것처럼, 완경 시기 역시 사람마다 차이가 매우 큽니다. 40대 중반에 완경하는 경우가 있는가 하면, 60세가 넘어서 월경을 하는 사례도 있습니다.

그리고 누가 됐든 갱년기 이후에 분비되는 여성호르몬의 양은 '0'에 가깝습니다. '0'이라는 말에 놀라실지도 모르겠지만, 사실입니다.

사실은 남성도 '부신'이라는 기관에서 일정량의 여성호르몬을 분비합니다. 따라서 60세 무렵이 되면 여성보다 남성의 체내 여성호르몬 양이 더 많아지는, 이른바 '성호르몬 역전 현상'이 일어납니다.

예전에 강좌에서 이 이야기를 했더니, 앞자리에 앉아 계신 분이 고개를 크게 끄덕이면서 "선생님! 요즘 저희 할아버지가 할머니처럼 되시고, 할머니가 할아버지처럼 되셨거든요? 이제 왜 그런지 알겠어요!"라고 말씀하셨습니다.

물론 남자가 여자로 변한다는 뜻은 아니지만, 호르몬 변동만 놓고 보면 그런 발상이 틀렸다고만은 할 수 없겠죠.

격동의 갱년기가 지나면 우리 몸은 과연 어떻게 될까요?

그럼, 이제 갱년기 이후의 몸을 여행하러 가 봅시다!

55-65 years Senior 황금기의 몸과 마음

슈웅~~.

어라?

롤러코스터를 타고 미끄러져 내려오면, 상쾌하고 쾌적한 세계가 펼쳐집니다. 심지어는 왠지 모르게 몸과 마음에 에너지가 넘치죠.

맞습니다, 갱년기가 지나면 몸과 마음의 에너지가 급격히 증대됩니다. 갱년기 이후에는 매달 있었던 여성호르몬의 불안정에서 해방되기 때문입니다. 60대인데도 매우 건강하고 활기 넘치는 분을 주변에서 보신 적이 있을 겁니다.

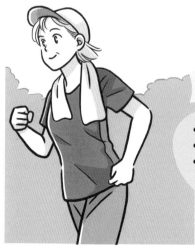

황금기

- 여성호르몬 분비가 거의 0이 된다.
- 남성호르몬의 비율이 상대적으로 높아진다.
- 호르몬 균형의 파도에서 해방되어 몸 상태가 안정된다

그뿐만이 아닙니다. 사실, 여성도 테스토스테론이라는 남성호르몬을 가지고 있는데, 여성호르몬이 '0'에 가까워지면 남성호르몬의 비율이 상대적으로 높아집니다. 남성호르몬은 기분을 밝게 하고, 활력을 유지하거나 리더십을 발휘하게 하는 역할을 하기 때문에 일명 '사교성 호르몬'이라고도 불립니다. 이 호르몬 덕분에 몸과 마음에 에너지가 넘치는 것이죠!

그래서 갱년기 이후 실버 세대가 되기 전까지의 10년 즉, 대략 55세에서 65세까지를 '황금기'라고 부르기도 합니다. 몸도 마음도 빛나는 기간인 황금기, '실버' 앞에 '골드'가 있다니, 놀랍지 않나요?

'완경'을 축하합니다

'폐경'이라고 말하는 것은 갱년기를 인식하는 데에 아주 부정적인 인상을 줍니다.

하지만 월경이 끝나는 것은 오히려 여성에게 큰 장점이 됩니다.

매달 월경이 없으니, 여행이나 일 계획을 편하게 세울 수 있고 챙겨야 할 짐도 줄어듭니다. 월경이 샐까 봐 걱정할 필요 없이 원하는 옷을 편하게 입을 수도 있고, 매달 찾아오는 월경의 번거로움은 물론, 짜증, 우울, 불면, 나른함과 같은 월경전증후군(PMS)과 월경통의 고민에서도 해방됩니다! 그러니 마땅히 기뻐해야 할 일이 아닐까요?

그 외에도, 자궁근종이 있는 분들의 경우 완경과 동시에 근종이 작아지기 때문에 수술을 피할 수 있습니다. 또, 임신할 가능성도 사라지죠. 물론 임신과 출산은 마땅히 축하해야 할 일이지만, 여성의 몸이라는 관점에서 보면 목숨을 건 중대사입니다. 더군다나 고령에 출산하게 되면 그만큼 많은 위험이 따릅니다.

갱년기와 완경은 우리가 앞으로도 살아가기 위해 꼭 필요한 시기입니다. 어쩌면 '진화의 시기'라고도 생각할 수 있지 않을까요? 월경이 끝나는 시기가 찾아온다면, 사춘기의 첫 월경을 축하해 주는 것처럼 근사한 풀코스 요리를 차려놓고 축하합시다!

65세 이후 노년기의 몸과 마음

슈웅~~

이제 더 이상, 롤러코스터 앞에 울퉁불퉁한 길은 없습니다. 호르몬 변화가 안정되는 노년기가 시작되기 때문이죠. 지금은 '노년기'라는 말이 어울리지 않을 정도로 젊은 라이프 스타일을 유지하는 분들이 많습니다. 옛날처럼 '이제 할머니니까 나이에 맞게 살아야지' 하고 생각할 필요가 전혀 없다는 것입니다.

노년기는 앞으로의 인생을 더 풍요롭고 즐겁게 만들어 나가는 시기입니다. 지금까지의 경험을 살려 사회에 보탬이 되는 일을 시작하거나, 하고 싶었던 일에 시간을 쏟는 것도 좋겠죠.

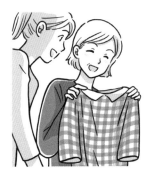

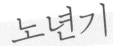

노년기

- 호르몬의 변화가 안정적이다
- 한국인 여성의 평균 기대수명은 86.3세 (2020년)[2]

---

2) 원문 : 일본인 여성의 평균 수명은 87.74세
한국인 수명 출처: https://www.gov.kr/portal/gvrnPolicy/view/H2012000000722
774?policyType=G00301&srchTxt=%EC%97%AC%EC%84%B
1%20%ED%8F%89%EA%B7%A0%EC%88%98%EB%AA%85

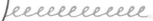

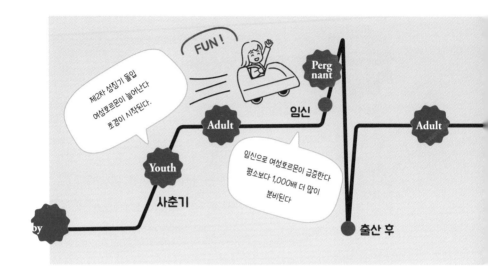

이 시기에는 건강한 몸과 마음을 만들기 위해 '적극적'으로 노력하는 것이 무척 중요합니다. 일본 여성의 평균 수명은 87.74세[3](한국 여성의 평균 수명은 86.3세)로 매우 높은 편입니다.

하지만 누워 지내지 않고 자립적인 일상생활을 할 수 있는 기간인 건강수명은 훨씬 낮은 편입니다. 평균 기대수명과의 차이가 대략 12년[4]이죠. 다시 말해, 무려 인생의 7분의 1을 몸이 불편한 상태로 보내고 있다는 뜻입니다. 그 차이가 생각보다 커서 놀라셨나요?

---

3) 일본 후생노동성 〈2020년 간이생명표〉
4) 일본 후생노동성 제16회 건강일본21(제2차) 추진전문위원회
  (2019년도 건강수명 수치에 대하여)

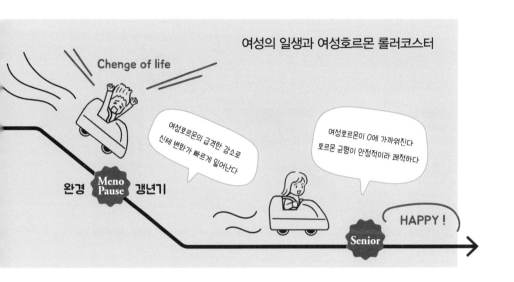

누워 지내는 원인의 20%는 근력 저하입니다. 이왕 오래 산다면, 건강하게 살고 싶기 마련입니다. 나 자신은 물론이고 주변 사람들도 오래오래 건강하게 지내는 모습을 보면 기쁘지 않을까요? 그러니 노년기에도 최대한 건강을 유지하며 지내셨으면 좋겠습니다.

그러기 위해서는, 지금 이 순간부터 자기 몸을 소중히 해야 합니다. 먼저, '아직 괜찮다'는 생각은 하루 빨리 접어야 합니다. 건강한 몸을 만들기 위해서는 꾸준한 운동과 영양 있는 식사, 충분한 수면, 규칙적인 생활습관을 실천해야 합니다. 정기적으로 건강검진을 받는 것도 중요합니다. 몸과 마음을 쾌적하게 유지하면, 자신은 물론 남을 위해서도 다양한 일에 도전할 수 있습니다.

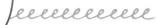

이것이 단 한 번뿐인 인생을 당신답게, 그리고 최고로 빛나게 만드는 비밀입니다.

지금까지 함께 한 여성호르몬 롤러코스터 여행, 어떠셨나요? 높은 산부터 깊은 골짜기까지, 스릴 만점이었죠?

이제부터는 우리 몸과 마음에 큰 영향을 미치는 여성호르몬에 대해서 자세히 살펴보겠습니다!

여성호르몬의 역할

여성호르몬(에스트로겐)에 대해서는 학교 체육 시간이나 보건수업에서 '여성스러운 몸을 만들어주는 호르몬이다' 정도로 배웠을 겁니다. 하지만 여성호르몬은 그밖에도 피부 전체의 탄력과 촉촉함을 유지해주는 역할을 합니다.

여성호르몬에는 눈과 코, 목, 질과 같은 점막의 수분을 유지하는 기능도 있습니다. 저희 어머니의 갱년기 증상이 시작됐을 때의 이야기를 잠시 소개하겠습니다. 어머니의 나이가 48세를 지났을 무렵, 안구건조증 때문에 안과 진료를 받고 알약을 처방받았습니다. 그런데 알약을 먹으려고 하자, 약이 목에 걸려 삼키기가 힘들었죠. 그래서 이번에는 이비인후과에 갔습니다.

"선생님, 알약이 목에 걸려서 삼킬 수가 없어요."

"그러세요? 그럼, 다른 약으로 처방해드릴게요."

의사는 나름대로 조금 더 삼키기 쉬운 알약으로 처방했겠지만, 결국 알약의 양은 2배가 되고 말았습니다. 콩트 같지만, 실제 있었던 이야기입니다.

사실, 어머니는 성호르몬 저하로 인해 점막에 증상이 나타난 상태였습니다. 어머니가 가야 할 곳은 안과나 이비인후과가 아니라 부인과였던 것이죠. 참고로 저희 어머니처럼 여러 병원을 돌아다니는 것을 '닥터 쇼핑'이라고 하는데요, 현대 갱년기 여성들에게서도 많이 찾아볼 수 있습니다. 올바르게 안다면, 시간과 돈을 절약할 수 있겠죠!

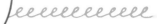

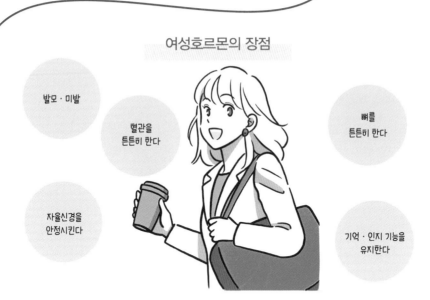

여성호르몬의 장점

발모 · 미발

혈관을
튼튼히 한다

뼈를
튼튼히 한다

자율신경을
안정시킨다

기억 · 인지 기능을
유지한다

그럼, 여성호르몬의 다른 역할도 알아봅시다.

여성호르몬은 발모를 촉진하고 모발의 윤기와 두께를 유지하는 작용을 합니다. 또한, 뼈가 녹는 것을 막아 골밀도를 유지하고, 기억 · 인지력과 같은 뇌의 기능을 유지할 뿐 아니라, 혈관 내막을 튼튼하게 해서 동맥경화를 막아줍니다.

그뿐만이 아닙니다!

여성호르몬은 기분을 밝게 유지해주고, 자율신경을 안정시키며 신체를 젊게 유지하는 항산화 작용도 합니다. 여성호르몬 정말 대단하죠? 이런 긍정적인 면을 보면 햇볕을 쬐듯이 여성호르몬을 실컷 쬐고 싶어지는데요, 하지만 무엇이든 빛이 있으면 그늘도 있는 법입니다.

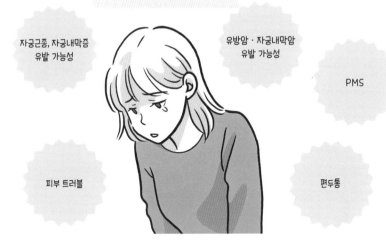

여성호르몬의 단점

자궁근종, 자궁내막증
유발 가능성

유방암 · 자궁내막암
유발 가능성

PMS

피부 트러블

편두통

이렇게 빛이 강하게 비치는 곳은 그늘도 짙어집니다.

여성호르몬의 단점

앞서 살펴봤듯이 여성호르몬은 우리의 아름다움과 건강을 지켜주는 아주 중요한 역할을 담당합니다. 하지만 지나치게 많이 분비되면 단점도 생깁니다.

먼저, 자궁근종이 있는 분들의 경우 여성호르몬이 분비되는 동안은 종양이 점점 커집니다. 자궁내막증도 여성호르몬의 영향을 받아 악화됩니다. 유방암이나 자궁내막암도 여성호르몬의 영향으로 커질 위험이 있습니다.

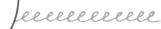

　PMS(월경전증후군)로 고민하는 분이라면, 매달 여성호르몬의 변동이 있는 한, 월경전 부종이나 자율신경 이상, 짜증, 우울, 피부 트러블 등의 신체적·정신적 불편함이 발생하기 쉽습니다. 여성에게서 많이 나타나는 편두통은 여성호르몬의 영향이 큰 것으로 알려져 있는데요, 완경 후에는 편두통에서 해방되었다는 사례가 많습니다.

　이처럼 여성호르몬은 우리의 아름다움과 건강을 유지해주는 중요한 역할을 하지만, 지나치게 많으면 우리의 생명에까지 영향을 미치는 질병을 키울 수도 있는 호르몬입니다.

갱년기는 노화가 아닌 진화이다

　체브라에서 갱년기 여성이 공감하는 주제로 센류[5]를 모집한 적이 있었는데, 위와 같은 센류가 들어왔습니다.

　갱년기가 되면 여성호르몬이 뚝 떨어지게 되지만, 이 현상은 우리가 앞으로 살아가는 데 있어 꼭 필요한 진화의 모습입니다. 만약 갱년기 이후에도 여성호르몬이 줄어들지 않고 끊임없이 분비된다면, 앞장에서 살펴본 단점이 하나둘씩 얼굴을 내밀 것입니다.

　이렇게 보면, 우리 몸은 조화롭게 잘 만들어져 있다는 생각이 듭니다.

---

5) 센류: 5·7·5의 음율을 갖는 일본 전통 시

알맞은 시기에 여성호르몬이 분비되거나 줄어들다니, 참 신비롭죠!

성호르몬 분비의 매커니즘

여성호르몬은 주로 난소에서 분비됩니다. 몸 안의 여성호르몬이 줄어들면 뇌의 시상하부에 여성호르몬을 분비하라는 지령이 내려옵니다. 시상하부는 우리 몸의 총괄본부 같은 역할을 합니다. 회사에 비유하면 사장에 해당한다고 할 수 있겠네요.

이 지령을 받은 난소에서는 여성호르몬이 분비됩니다. 난소는 여성호르몬을 분비했음을 사장인 시상하부에게 보고합니다. 그런데 사춘기나 갱년기처럼 여성호르몬의 변동이 심할 때는 어떻게 될까요?

사춘기의 난소는 신입사원이나 다름없습니다. 아직 일에 익숙하지 않기 때문에 불안정합니다. 한편, 갱년기의 난소는 숙련된 직원이지만 기능이 저하되고 있습니다. 일을 하고 싶어도 할 수 없는 상황인 것이죠. 이렇게 여성호르몬이 원활하게 분비되지 않으면 당연히 사장에게 보고가 가지 않습니다.

'앗, 이거 큰일인데? 어떻게 하면 문제없이 일하게 할 수 있을까?'

사장은 고심 끝에 부하들에게 지령을 더 많이 내리기로 합니다.

시상하부 : "여성호르몬 건은 어떻게 되어가고 있지? 보고서가 아직 올라오지 않았는데? 이봐, 잘 들리나?"

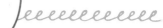

이런 식으로, 시상하부는 성호르몬을 분비하라는 지령에 해당하는 성선자극호르몬을 과도하게 분비합니다! 하지만 마음과는 다르게 여성호르몬이 분비되지 않는 시기가 바로 사춘기와 갱년기입니다.

사장은 패닉에 빠지고 결국 자율신경도 혼란을 일으킵니다. 이처럼 여성호르몬이 늘어나거나 줄어들 때는 호르몬의 균형만 깨지는 것이 아니라, 자율신경에도 이상이 발생합니다.

세 가지 비법으로 호르몬의 파도 즐기기

제가 처음 NPO 체브라 활동을 시작했을 때, 갱년기에 대해 알리기 위해 거리에 나가 설문조사를 실시했습니다. 당시에는 갱년기를 화제로 삼는 것이 금기시되던 시기라 설문지를 모으는 데 꽤 애를 먹었습니다. 하지만 많은 분의 협조 덕분에 1,014명이나 되는 여성들의 목소리를 모을 수 있었습니다.

설문조사에서 아래와 같은 이야기를 들을 수 있었습니다.

"활동적인 일을 했더니 컨디션이 좋아진 것 같다."

"그때 갱년기에 대한 지식이 있었다면 더 편하게 넘겼을지도 모르겠다."

"배우자에게 이야기했더니 이해해줘서 마음이 많이 편해졌다."

한편, 이런 목소리도 있었습니다.

"생각하기 나름 아닌가?"

"갱년기 따위, 인정하는 순간 지는 거야."

"갱년기? 그런 건 한가한 사람이 걸리는 거야!"

저마다 받아들이는 방식은 달랐습니다. 하지만 그것도 자연스러운 게 아닐까요?

몸 안에서 일어나고 있는 변화라 겉으로 봐서는 전혀 알 수가 없으니까요. 그래서 더욱 '아는 것'이 중요하다는 생각이 들었습니다. 본인뿐 아니라 주변 사람들도 함께 알아가야 합니다. 그도 그럴 것이, 주변 사람이 이해해줄 수 없다면 무척 괴로울 테니까요.

그렇다면 함께 생활하는 가족이나 같이 일하는 동료 등, 주변 사람들에게 갱년기에 대해 알리는 기회를 만들어야겠다고 생각했고, 그래서 시작한 것이 '체브라 프로젝트'입니다.

설문조사를 통해 건진 수확이 또 하나 있습니다.

그것은 바로, 호르몬의 파도를 잘 타는 프로 서퍼가 되는 비밀 3가지를 알게 되었다는 사실입니다. 과연 그 비밀은 무엇인지 알아볼까요?

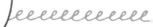

❶ 바르게 아는 것

자기 몸에서 무슨 일이 일어나는지 바르게 알고 마음의 준비가 되어 있는 사람과 그렇지 않은 사람과는, 같은 변화가 일어났을 때 그 시기를 보내는 방법이나 마음의 여유가 전혀 다릅니다. 아무런 준비 없이 맞이하는 사람은 신체적·정신적 변화나 불편함이 몰려왔을 때, '내 체질이 이렇게 되어 버렸나 보다', '나이 탓인가?', '나는 다음 생에나 다시 빛날 수 있겠지?' 하고 생각하게 됩니다. 하지만, 지식이 있는 사람이라면 '이런 신체적·정신적 불편함도 언젠가 끝이 있으니 괜찮아.' 하고 긍정적으로 받아들일 수 있습니다.

❷ 몸을 꾸준히 관리하는 것

적당한 운동, 규칙적인 식사와 충분한 수면을 유지하면 신체적·정신적 불편함을 개선할 수 있습니다. 물론 그 불편함이 심해지면 힘들겠지만, '나도 할 수 있는 일이 있다'라는 생각을 가지면 자신감을 유지하는 데 도움이 됩니다. 성호르몬 변동이 큰 시기에는 자신에게 맞는 컨디션 관리 방법을 찾아봅시다!

❸ 주변 사람들의 이해와 연대

증상이 심할 때는 의료기관이나 전문가를 찾아야 하지만, 안심하고 이야기할 수 있는 사람이 있거나 주변 사람들이 이해해준다면 마음이 훨씬 편해질 것입니다. 사춘기와 갱년기 모두, 부모를 비롯해 자녀, 배우자, 친구, 직장 동료 등, 주변 사람들도 함께 몸의 변화를 이해하는 것이 무척 중요합니다.

저는 이 3가지를 중심축으로 삼아 여성의 건강을 지원하는 프로그램을 만들었습니다. 그러자 금세 여성들의 입소문을 탔습니다. 여성의 활약을 지원하는 유명 기업과 지자체, 의료기관 등에서 강연을 요청했고, 지금까지 3만 5,000명 이상의 여성들이 이 프로그램을 수강했습니다.

제가 소개한 성호르몬의 파도타기 프로가 되는 방법은 갱년기뿐만 아니라 사춘기, 월경 전, 출산 후 등, 여성호르몬의 급격한 변화로 생기는 신체적·정신적 불편함을 극복하는 데도 도움이 될 것입니다!

자, 그럼 다음 장부터는 사춘기와 갱년기가 찾아왔을 때 몸과 마음을 어떻게 관리하면 좋을지 그 방법을 자세히 살펴보겠습니다. 오늘부터는 당신도 여성호르몬의 파도를 능숙하게 탈 수 있습니다!

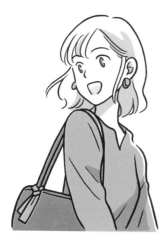

제 **2** 장

사춘기 딸의 몸과 마음

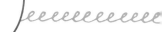

아이의 생각을 알고 싶은 어른들에게

"아이가 반항기라서 제대로 된 대화를 못 하고 있어요."

"맞아요~. 사춘기 애들을 어떻게 대해야 할지 도통 모르겠어요."

강좌나 강연회에서 종종 이런 고민을 듣게 됩니다.

어릴 적에는 "엄마, 엄마."하고 부르며 내 뒤를 졸졸 쫓아 오던, 작고 사랑스러운 우리 아이. 때로는 귀찮게 느껴질 정도로 사이가 가까웠는데… 사춘기에 들어서자마자 대화는 나누려 하지 않고 "아, 진짜. 잔소리 좀 그만해!"라며 반항을 한다. 스마트폰은 손에서 놓을 줄을 모르고, 거울 앞에서 30분째 머리를 만지작거리고 있다.

"도대체 왜 그러는지 모르겠어요."

"우리 아이, 정말 괜찮을까요?"

아이의 갑작스러운 변화에 당황하는 부모도 적지 않습니다.

사춘기는 여자아이든 남자아이든, 어른이 되기 위해 누구나 거쳐야 하는 변화의 시기입니다.

생각해보면 우리도 10대 때 경험했던 일입니다.

기억을 더듬어 보세요. 당신의 사춘기는 어땠나요?

저는 중학생 때 처음으로 좋아하는 사람이 생겼습니다. 같은 학원에 다니던 남자아이였는데, 그만 첫눈에 반하고 말았죠. 그 아이와 같은 고등학교에 가고 싶다는 불순한 동기로 공부를 열심히 했습니다. 그리고 사랑의 힘이 발휘되었는지 같은 고등학교에 진학하게 되었습니다. 학교에서는 다른 사람들에게 내가 어떻게 보이는지가 너무 신경 쓰여 온종일 앞머리를 만졌습니다. 앞머리 한 가닥만 이상해도 그렇게 신경 쓰일 수가 없었죠.

'교칙 따위! 뻔한 소리를 하는 어른들은 다 적이야!'라며 잔뜩 가시를 세우고 있었습니다. 그러면서도 교칙을 크게 어길만한 용기는 차마 없어서 교칙 허용 범위 아슬아슬하게 교복 치마를 짧게 줄이거나, 선생님께 혼날까 말까 할 정도로 머리를 갈색으로 염색하거나 눈썹을 다듬는 등, 사소한 반항을 시도했습니다.

시간이 가는 줄도 모르고 친구들과 즐겁게 놀다 귀가 시간이 늦어지기도 했고, 부모님의 간섭이 귀찮게 느껴지기 시작했습니다. 집에서는 툭하면 짜증을 냈고, 엄마와 부딪치는 일이 많아졌습니다. 대판 싸우다 결국 가출까지 이르렀습니다. 급기야 '진짜 나'를 찾기 위해 친구와 둘이서 히치하이킹 여행을 떠났습니다.

아프다…라는 말로밖에 표현할 수 없는….
지독한 사춘기 때문에 찢어지는 마음.
지적할 것이 너무 많아 차마 눈 뜨고 볼 수 없을 지경입니다. 그 모습을 가까이서 지켜보는 부모님은 얼마나 조마조마했을까요?

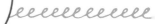

부모님에게는 무척 힘들고 끔찍한 사춘기. 하지만 아이는 이 시기에 여러 가지를 느끼고, 자기 생각을 나름대로 정립하면서 어른으로 가는 계단을 하나씩 오릅니다. 지금의 제가, 그리고 당신이 존재할 수 있는 것도 격동의 사춘기가 있었기 때문입니다.

자신과 주변 친구들의 사춘기는 어땠는지 한 번 떠올려보세요. 분명 어딘가 이상했을 겁니다. 그러니 아이에게 사춘기가 찾아왔다고 해서 너무 놀라거나 걱정할 필요가 없습니다. 좀처럼 뜻대로 되지 않는다고 자신을 몰아세울 필요도 없습니다. 육아에는 '정답'도 '오답'도 없으니까요.

하지만 어른들은 사춘기 아이들이 겪는 몸과 마음의 변화나 특징, 주의해야 할 점들을 알고 있어야 합니다. 이번 장에서는 몸과 마음이 격변하는 사춘기에 대해 함께 알아봅시다. 여자아이의 사춘기를 중점적으로 다루고 있지만, 남자아이의 사춘기와 공통되는 부분도 많으니 끝까지 읽으며 참고하시면 좋겠습니다.

사춘기의 마음

| 특징 1 | 독립하는가 싶더니, 어리광을 부린다 |

"숙제 다 했어?"

"지금 하려고 했는데, 엄마가 잔소리하니까 하기 싫어졌어."

바로 제 사춘기 시절의 모습입니다.

이렇게 심술을 부려 놓고는 부모님이 아무 말씀을 안 하시면 "어차피 나한텐 관심도 없잖아!"라며 심통을 부리곤 했습니다. 어느 장단에 맞춰야 할까요? 제가 부모가 되어, 아이에게 똑같은 말을 들으니, 당시 부모님의 기분이 어떠셨을지 뼈저리게 느껴집니다. 하하하…

이 시기에는 아무런 이유 없이 "짜증 나! 나 좀 내버려 둬."라며 짜증을 부리는가 싶다가도, 어느 날은 "엄마, 오늘 체육 시간에 너무 많이 달렸더니 다리 아파. 다리 좀 주물러 주라~." 하고 애교를 떨며 응석을 부리기도 합니다.

'쓸데없는 참견은 하지 마!', '나를 내버려 두지 마.' 이 두 가지 마음이 동시에 존재하는 시기입니다. 말하자면, 어른과 아이의 사이를 왔다 갔다 하는 상태이죠.

사춘기에는 독립하려는 욕구가 매우 강해집니다. 하지만 현실적으로는 독립에 필요한 생활력도 경제력도 갖추고 있지 않습니다. 게다가 정신적으로도 독립할 수 있을 만큼 성숙하지 못합니다. 독립하고 싶은 마음을 적절하게 표현할 방법을 몰라서 "아, 진짜 짜증 나네!"라는 말로 주변 어른에게 대들기도 하죠. 깊이 생각하지 않고 집을 뛰쳐 나가버리는 사례도 있습니다. 하지만 마음은 아직 성장 중인 아이에 불과합니다. 보란 듯이 집을 나와놓고는 자신을 찾아주길 바라며 불안한 마음으로 기다리거나, 2~3시간을 밖에서 어슬렁거리다 집으로 돌아오기도 합니다.

아이가 반항을 해대면 아무리 부모라도 화가 나기 마련입니다. 하지만 상대는 '사춘기' 아이라는 사실을 기억해야 합니다. 아이의 소용돌이 치는 감정과 직접 부딪치는 것은 결코 현명한 방법이 아닙니다.

"그럼, 네 마음대로 해! 이제 어떻게 되든 엄마는 신경 안 쓸 테니까!"

"그런 말 할 거면 당장 나가!"

이런 말은 꺼내지 마시고, 우선 크게 심호흡을 해보시길 바랍니다.

아이가 언제든지 부모의 품으로 돌아올 수 있도록, 도움이 필요할 때는 언제든지 돕겠다는 메시지를 전하고, 그다음은 그저 기다리는 겁니다. 아이가 "잔소리 좀 그만해!"라고 말한다면 "그래그래."하고 편하게 받아들이시고, 마음속으로는 '드디어 어른으로 가는 계단을 오르기 시작했구나!'하고 진득하게 지켜봐 주시면 됩니다.

사춘기의 마음

특징 2 　　　**새로운 자신의 모습을 찾기 시작한다**

나답다는 건 어떤 걸까?

나는 누구일까?

사춘기 시절, 이런 생각을 많이 해보셨을 겁니다.

사춘기를 '자아가 싹트는 시기'라고도 부릅니다. 그만큼 자신의 인생을 어떻게 살아야 할지 고민하거나, 자신의 의지대로 행동하고 싶다고 생각하는 것은 독립을 위해 거쳐야 할 중요한 과정입니다.

지금까지는 부모님이나 주변 어른들의 말과 가치관에 대해 의심조차 하지 않았지만, 사춘기에 들어서면 그게 정말 맞는지 의문을 가지거나, 객관적으로 바라보고 판단할 수 있게 됩니다. 즉, 더이상 어른들이 하라는 대로만 하지 않겠다고 생각하는 것이죠. 사춘기 아이들은 매우 섬세하고 서툴고 복잡합니다. 우리도 모두 지나온 길인데 말입니다.

'도망갈 길'을 마련해 주자

중학생 때 동아리 활동을 빼먹은 적이 있었습니다. 이유라고 해봐야 친한 친구와 함께 집에 가고 싶어서였죠. '왜 매일 동아리 활동을 해야 하지?' 문득 그런 생각이 들었습니다. 다음날 저는 교무실로 불려갔고, 동아리 선생님께 이유를 솔직히 말씀드렸더니 선생님은 불같이 화를 내셨습니다.

"죄송합니다"라고 사과를 드렸지만, 선생님은 사과로 끝날 일이냐며 혼을 내셨고, 무서운 나머지 제가 눈물을 흘리자, 울면 다 해결이 되냐며 오히려 더 호통을 치셨습니다. 그래서 아무 말도 하지 않고 입을 다물고 있었더니, 반성의 기미가 보이질 않는다며 또 화를 내셨죠.

'도대체 나보고 어쩌라는 거지? 애초에 이렇게 화낼 일인가?'

이처럼 상대가 도망갈 길을 막거나 상대를 말로 무너뜨리는 화법은 예능 프로그램에서나 하는 것입니다. 가정에서나 학교, 직장, 일상생활에서 사용할 만한 것이 아닙니다. 말로 상대를 제압하는 데 성공했다 하더라도, 대체 무엇을 얻을 수 있을까요? 상대에게 감정적인 응어리를 남길 뿐입니다.

인간은 살다 보면 실수 할 수도 있습니다. 하지만 미안하다고 사과 했다면, 주변 어른들이 계속 물고 늘어지는 행동은 하지 말아야 합니다. 과거의 일을 자꾸 끄집어내 화를 증폭시키는 일은 금물입니다. 안 그러면 아이는 입을 꾹 다물어 버리거나 거짓말을 하지 않으면 버틸 수 없는 상태에 놓입니다.

"뭐? 또 할머니 장례식으로 쉰다고? 너는 할머니가 다섯 분이나 되니?"

거짓말을 하기 시작하면 이런 일이 벌어질지도 모릅니다.

전해야 할 말은 확실히 전하고, 다음부터는 주의하자고 짧게 이야기를 마무리합시다. 적절한 때에 대화 주제를 전환하는 것은 무척 중요합니다. 그렇지 않으면 이야기를 듣는 사람도, 하는 사람도 스트레스가 쌓이고 맙니다.

사춘기의 마음

특징 3   **하나부터 열까지 주변과 비교한다**

아침 등교 전에는 거울 앞에서 머리 드라이 30분. 치마 길이는 무릎 위 딱 1cm. 단 한 가닥의 못난이 머리카락도, 치마 길이가 1mm 어긋난 것도 허용 불가. 입술에 바른 글로스가 마르는 것 역시 절대

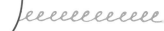

있을 수 없는 일. 쉬는 시간마다 발라줘서 입술은 늘 촉촉하고 반짝 반짝하게! 중고등학교 시절, 저는 매일 이렇게 생활했습니다.

"야~, 누가 널 그렇게 쳐다본다고 그래?"

이렇게 꼬집어 말하고 싶어지겠지만, 이 같은 현상은 사춘기의 특 징 중 하나입니다. 신체 발육이 급격하게 이루어지는 사춘기에는 외 모에 부쩍 관심을 보이게 됩니다. 나는 다른 사람에게 어떻게 보이 는지, 어떻게 비치는지.

머리끝부터 발끝까지 신경이 쓰여 견딜 수 없는, 말하자면 '자의 식 초 과잉' 상태랍니다. 하나부터 열까지 주변 사람들과 자신을 비 교합니다. 나만 털이 많은 것 같다, 저 친구보다 다리가 굵어서 싫다, 누군 그걸 가지고 있는데 나만 없다, 애들이 다 나를 쳐다보는 기분 이 든다, 뒤에서 내 욕을 하는 것 같다 등등.

"주변을 너무 신경 쓰는 거 아니야?"라는 말을 들어도 한 번 신경 쓰이기 시작한 건 계속 신경이 쓰입니다. 때로는 불필요한 상상을 하며 불안해하기도 합니다. 이럴 때는 주변 사람이나 어른이 "지금 의 네 모습 그대로도 멋져."라는 말을 해주면 좋습니다.

사춘기의 마음

특징 4 　아빠한테서 냄새가 난다고 말한다

'아빠한테서 고약한 냄새가 난다.'

여성분들 중에는 사춘기 시절 이런 생각을 해보신 분들도 있을 겁니다.

이 밖에도 '아빠가 들어갔다 나온 욕조에는 절대 들어가고 싶지 않아!', '아빠의 속옷과 내 속옷을 같은 세탁기로 빨다니, 으악! 절대 싫어!' 이렇게 생각한 적도 있을 겁니다.

이것은 잘 성장하고 있다는 증거이므로 전혀 걱정할 필요는 없습니다. 또, 변하고 있는 것은 아빠의 체취가 아니라 사춘기 딸이니 안심하셔도 괜찮습니다. 그도 그럴 것이 사춘기에는 여성호르몬인 에스트로겐이 늘어나면서 생식기능이 만들어집니다.

자손을 남기기 위해서는 강한 유전자가 필요한데요, 그러려면 자신과는 다른 유전자를 찾아야 합니다. 종의 존속을 걸고, 본능적으로 자신과 가까운 유전자와 맺어지는 것만큼은 어떤 일이 있어도 피하게 되죠.

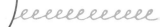

　　우리 인간을 포함해, 동물은 강한 유전자를 남길 수 있는지 없는 지를 페로몬이라 불리는 냄새로 구분한다고 합니다. 사춘기에는 이 냄새를 후각으로 구분하는 힘이 크게 발달합니다. 따라서 사춘기 딸 에게 자신과 같은 유전자를 가진 아빠의 냄새는 반드시 피해야 하는 냄새, 다시 말해 생리적으로 받아들일 수 없는 강렬하고 고약한 냄 새입니다. 그러므로 아이 입장에서 코를 틀어쥘 만큼 아빠에게서 냄 새가 난다는 말은 거짓말이 아닙니다.

　　그러니 "아빠, 냄새나!"라는 말을 듣더라도 너무 충격받을 필요는 없습니다. 잘 성장하고 있다는 증거니까요!

사춘기의 마음

특징 5　　부모님보다 친구를 더 좋아한다

　　저는 중고등학생 때, 부모님께 이런저런 소리를 듣는 것도 싫었고, 얼굴조차 마주치기 싫었습니다. 그래서 집에 들어오면 인사나 대답 도 하는 둥 마는 둥 하고 곧장 제 방으로 들어가곤 했습니다.

　　그런데 저희 어머니께서는, 대화도 너무 없고 학교에서의 일도 이 야기하지 않는 저를 보며 걱정이 많았습니다. 더군다나 아이에게 무슨 일이 생기면 보통 엄마에게 잘못이 있다고 여기는 세상이니 당신을 탓하는 마음도 가지셨던 모양입니다.

어머니는 제가 집에 없을 때, 제 일기장을 읽거나 친구 집에 전화를 걸어 제게 있었던 일을 캐물으셨습니다. 그 일기에는 그날 있었던 일뿐만 아니라 제 감정 상태와 좋아하는 이성에 대한 마음도 적혀 있었습니다. 자의식이 충만한 사춘기. 그런 일이 부모님에게 알려진다니, 생각만 해도 끔찍하죠.

'부모님한테만큼은 절대 알려지고 싶지 않아!'라는 마음과 '난 엄마니까, 무슨 일이 있어도 내 아이를 파악하겠어!'라는 마음의 치열한 싸움이라고 할까요? 하하하⋯

어릴 때는 자신을 그토록 따르며 함께 있고 싶어 하던 아이가 이제는 자신을 성가신 존재로 취급하니, 부모로서는 서운한 마음이 드는 게 당연합니다. 하지만 이 또한 어른으로 가는 과정이랍니다.

한편, 부모님에게는 말할 수 없는 고민이라도 친구에게는 털어놓을 수 있을 만큼, 친구와 거리가 가까워지는 것도 사춘기의 특징입니다. 친구 간의 우정을 돈독히 하고 서로 의지하며 부모님의 둥지에서 조금씩 독립하는 것이죠. 사춘기는 부모에게 있어서도 품고 있던 것을 하나씩 놓아야 하는 준비 기간입니다.

　물론 이것이 자연스러운 현상임을 알고 있어도 걱정이 안 될 리
만무합니다. 아무리 부모의 품을 떠난다고 해도 부모에게 자녀는 언
제까지나 아이니까요. 하지만 이제 절반은 어엿한 어른입니다. 지나
치게 간섭하지 말고, 너에게 무슨 일이 생기면 언제든지 도와주겠다
는 메시지를 전했다면 조용히 지켜보는 것이 좋습니다.

헬리콥터 부모에서 벗어나자!

아이가 깜빡하지 않을까 걱정이 되어 학교 준비물이나 숙제를 대신 하는 부모, 나쁜 친구들과 어울려 다니지는 않을까 불안해하며 아이가 놀거나 데이트하는 곳을 보러 가는 부모. 이처럼 독립해야 할 아이의 주변을 떠나지 못하고 아이의 생활을 지나치게 간섭하는 부모를 가리켜 '헬리콥터 부모'라고 부릅니다. 머리 위에서 빙빙 도는 헬리콥터처럼 자신의 아이를 따라다니며, 상처받거나 곤란한 일이 있어 보이면 바로 개입합니다. 심하면 아이가 성인이 된 후에도 회사 면접까지 따라간다고 합니다.

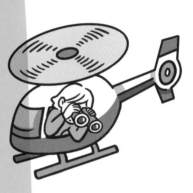

과거에는 '아이에 대한 애정'으로 보여 긍정적으로 인식되기도 했습니다. 하지만 최근 연구에서는 지나친 보호는 아이로부터 성공의 기회를 빼앗고, 아이의 자존감 저하로 이어질 수 있다는 점이 지적되고 있습니다. 사춘기는 부모도 아이에게서 떠날 준비를 해야 하는 기간입니다. 모든 에너지를 아이에게 쏟지 말고, 자신의 인생을 즐기는 데 써 봅시다. 하고 싶은 일이나 좋아하는 일 등, 인생을 풍성하게 하는 자신만의 방법을 찾아보시길 바랍니다.

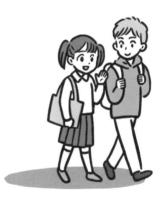

특징 6 성을 알고, 설레는 마음을 느낀다

당신의 첫사랑은 언제였나요? 어떤 사랑을 했나요? 좋아하는 사람이 생겨 설레는 감정을 느끼기도 하고, 그 마음을 잘 전하지 못해 오히려 심술궂게 굴기도 합니다. 서로 좋아하게 되어 교제를 시작하는 아이도 있을 겁니다.

아, 부모님의 걱정거리가 또 하나 늘었군요. 월경이 시작되었다는 것은 임신이 가능하다는 신호입니다. 사춘기에 섹스에 관한 관심이 커지는 것은 자연스러운 일이지만, 새로운 생명을 만들고 키운다는 것은 큰 책임이 따르는 일입니다.

지금은 인터넷에 접속만 하면 쉽게 성에 대한 정보를 찾을 수 있고, 보고 싶지 않아도 성에 대한 자극적이고 왜곡된 정보를 접하게 됩니다. 자신의 몸과 마음을 지키기 위해, 또 교제 상대를 위해서도 '성'에 대한 올바른 지식을 확실히 갖는 것은 무척 중요합니다.

하지만 일상적인 대화조차 제대로 나누지 못하는 사춘기 아이와 성에 관한 이야기라니, 장벽이 너무 높죠? 이럴 때 사용할 수 있는 방법이 있습니다. 바로 책이나 신뢰할 수 있는 인터넷 사이트의 힘을 빌리는 것입니다.

다양한 연애와 성의 형태

"여자니까 얌전해야지!"
"남자는 우는 거 아니야~."

이것은 낡은 생각입니다.

'여자다움'이나 '남자다움'은 인간이 타고난 것이 아니라, 사회와 문화가 만들어 낸 것입니다. 지금은 한 사람 한 사람의 개성이 중시되는 시대입니다.

성은 그러데이션과 같습니다. 연애와 성별에도 다양한 스펙트럼이 있는 것이죠. 여자로 태어나 이성을 좋아하게 되는 사람이 많이 보일 뿐입니다. 태어날 때의 '신체적인 성'과 자신이 느끼는 '정신적인 성'이 달라 괴리감으로 혼란스러워하는 사람도 있습니다.

우리 주변에서 왼손잡이인 사람들을 볼 수 있습니다. 그런데 동성을 좋아하는 사람 등, 성소수자(LGBTQ+)로 불리는 사람은 세계 인구의 5~8%라고 합니다. 왼손잡이와 비슷한 숫자만큼 있다고 알려져 있죠. 즉, 같은 반에 한두 명은 성소수자라는 말입니다. 특별한 것이 아닙니다.

제가 고등학생 때, 같은 반에 귀여운 물건을 좋아하고 글씨를 예쁘게 쓰는 남자아이가 있었습니다. 행동이나 웃는 모습도 어딘가 여

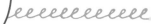

자아이 같았고, 항상 여자아이들 그룹 속에서 자연스럽게 놀았죠. 반 아이들에게는 게이라고 놀림을 당했지만, 저에게는 마음이 잘 맞는 멋진 친구였습니다.

성의 형태에 정답이나 오답은 없습니다. 부모가 '우리 아이, 일반 적이지 않은 것 같아.'라거나 '정상적으로 낳아주지 못해서 미안해.' 라는 식으로 고민할 필요는 없습니다. 한 명의 사람으로서 멋지다면 그걸로 충분하지 않을까요?

저도 여러분도, 누구나 다양한 성의 측면을 가지고 있습니다. 지금 부터는, 그런 성의 요소에 대해 살펴보겠습니다.

몸이 말하는 성

신체적인 성이란, 태어날 때 남성 생식기가 달려 있으면 '남자아이 네요.', 여성 생식기가 달려 있으면 '여자아이네요.'라고 말할 때의 성 별을 가리킵니다. 앞에서도 설명했듯이, 여자아이는 사춘기가 되면 에스트로겐이 많아지면서 월경이 시작되는데, 이것은 어디까지나 '신체적인 성(Sex)'을 가리킵니다.

• 성적 지향(Sexual Orientation)
자신이 성적으로 이끌리는 타인의 성을 가리킵니다. 그 대상은 이

성, 동성, 양성, 무성 등일 수 있습니다. 또, 자신 외의 사람에게는 특별한 감정을 느끼지 않는 경우도 있습니다.

• 성 정체성(Gender Identity)

자신의 성별에 대한 자각, 인식을 가리키며, 성별 정체성, 성 주체성, 성 동일성이라고도 합니다. 쉽게 말해, 출생 시의 성별과 관계없이 자신을 남자, 또는 여자, 혹은 다른 성이라고 인식하는 감각을 말합니다.

• 성별 표현(Gender Expression)

헤어스타일이나 복장, 말투, 걸음걸이 등, 자신의 남성성이나 여성성을 외형적으로 표현하는 방식입니다.

이 단어들의 머리글자를 따서 SOGIE(소지)라고 부릅니다. SOGIE는 누구나 가지고 있는 성의 요소입니다. 어느 하나에 딱 들어맞는 것이 아니며, 살아가면서 달라질 수도 있습니다.

이 요소들의 조합으로 성의 방향성이 결정됩니다. 누구는 일반적이고, 누구는 일반적이지 않다? 그렇지 않습니다. 각자가 '나다움'을 당당하게 표현할 수 있고 주변에서도 그것을 존중해줄 수 있다면 더 멋지지 않을까요?

사람마다 다른 초경 시기

"우리 애는 초경을 너무 빨리 시작한 것 같아."

"주변 친구들은 일찌감치 월경을 시작했다는데, 우리 딸은 아직이야……."

초경을 경험하는 나이는 개인차가 매우 큽니다. 여러 조사 결과를 보면, 대체로 10~14세에 초경을 맞는 경우가 많습니다. 너무 빠르거나 늦으면 걱정이 될 수 있지만, 8세에 시작하는 사람도 있는가 하면 16세가 되어도 월경이 시작되지 않는 사람도 있습니다. 15세 정도가 되어도 초경이 없다면, 산부인과나 소아청소년과에서 상담을 받아보시길 바랍니다.

저는 중학교 3학년 정도까지 월경을 시작하지 않았고, 그걸 걱정하시던 어머니 손에 이끌려 처음 산부인과에 갔습니다. 의사로부터 1년만 더 기다려 보고 그래도 월경이 시작되지 않으면 다시 내원하라는 말을 듣고 돌아갔는데, 다행히 그 후에 월경이 시작되었습니다.

진찰 시에는 문진과 내진, 초음파 검사, 필요에 따라 혈액 검사 등을 실시합니다. 당시 중학생이었던 저는 내진에 대한 공포 때문에 병원에 가기를 상당히 꺼렸는데요, 저처럼 무슨 일이 있어도 내진은 싫다는 분들이 계실 겁니다. 하지만 다른 질환 때문에 초경이 시작되지 않을 가능성도 있습니다. 내진 없이도 진료를 받는 경우도 있다고 하니, 산부인과 방문을 미루지 말고 용기 내어 진료 받으시기를 바랍니다.

사춘기 아이와 함께하는 준비

월경 전이나 월경 중일 때의 불쾌감은 개인마다 차이가 큽니다. 하지만 어떤 증상이 나타나는지를 아이에게 미리 알려준다면, 아이의 불안을 덜어줄 수 있습니다.

• 딸에게 알려주고 싶은 월경 상식

① 월경 전 호르몬 균형의 변화로 짜증이 나거나 정신적으로 불안 정해질 수 있다.

② 월경통을 무조건 참을 필요는 없다. 통증이 심하면 약을 먹거나 병원에서 상담받을 수 있다.

③ 갑자기 피가 나왔을 때 대응하는 방법

④ 컨디션을 조절하는 방법

최근에는 기술이 발달하면서 월경대나 탐폰 외에도 월경 기간을 더 쾌적하게 보낼 수 있는 다양한 월경용품이 나오고 있습니다. 부모인 우리에게 편리한 제품도 있으니, 함께 유용한 정보를 찾아보면 어떨까요?

알아두면 유용한 월경 용품

월경대

월경대

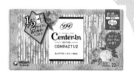

예전부터 가장 일반적으로 사용하는 월경용품인 월경대. 속옷 위에 부착해 사용하고, 2~3시간 간격으로 화장실에서 교체합니다. 버릴 때는 돌돌 말아 월경대 겉 시트에 싸서 위생용품 수거함에 넣습니다. 아이에게 월경대를 부착하는 방법뿐만 아니라 버리는 방법도 알려줍시다.

탐폰

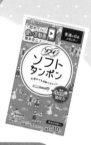

막대 모양의 제품으로, 질 속의 무감각 존에 넣어 사용하므로 위화감을 느끼지 않습니다. 1회 사용 시간은 최대 8시간입니다. 월경혈이 밖으로 새지 않아 월경 중에도 온천이나 수영장에 들어갈 수 있습니다.

싱크로핏

질에 끼워 사용하는 월경용품. 월경 둘째 날처럼 양이 많을 때, 혹은 월경대나 월경용 흡수 팬티와 함께 사용합니다. 물에 녹는 제품으로 화장실 변기에 그대로 버릴 수 있기 때문에 쓰레기가 나오지 않습니다. 위생용품 수거함이 가득 차거나 사용 후 월경대를 버릴 곳이 없어 어쩔 수 없이 가방에 넣을 필요도 없습니다.

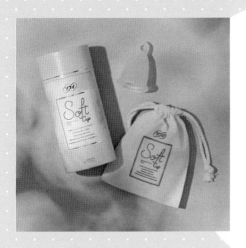

월경컵

실리콘 재질의 컵으로, 질 안에 삽입해 피를 모으는 제품입니다. 끓는 물에 소독해 반복해서 사용할 수 있습니다. 월경 중에도 제한을 받지 않고 편하게 운동할 수 있으며, 온천이나 수영장에도 들어갈 수 있습니다.

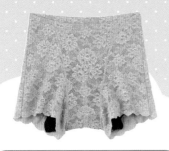

월경용 흡수 팬티

팬티 자체가 월경혈 등을 흡수해 주기 때문에 월경 중에도 쾌적하게 지낼 수 있습니다. 월경대나 탐폰과 함께 사용하는 것도 추천합니다. 사용 후에는 물로 충분히 씻은 뒤, 속옷 전용 세제나 탄산소다를 희석한 물에 담가 두었다가 세탁망에 넣어 세탁기로 세탁하면 됩니다. 월경이 언제 올지 모르는 사춘기나 월경 주기가 일정하지 않은 갱년기는 물론 소변이 샐까 걱정될 때도 사용할 수 있고, 반복 사용이 가능해 편리합니다.

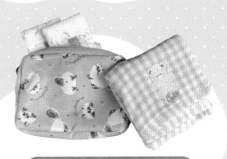

파우치 & 포켓 손수건

월경 용품을 넣는 파우치나 포켓 손수건을 준비해두면 안심할 수 있습니다. 최근에는 귀여운 무늬에 편리성까지 갖춘 제품도 다양하게 판매되고 있습니다. 가방에 한두 개 정도 넣어두면 학교나 학원 등에서 갑자기 월경이 시작되어도 안심할 수 있습니다.

협력: 유니참 주식회사(ユニ・チャーム株式会社), 군제 주식회사(グンゼ株式会社)

월경통을 완화하는 체조

월경 전이나 월경 중에는 컨디션이 불안정해질 수 있습니다. 아이와 함께 할 수 있는 셀프케어 방법을 알아봅시다.

① 천장을 보고 바로 누운 상태에서 두 다리를 배 쪽으로 끌어당깁니다. 숨을 천천히 내쉬면서 10초를 셉니다.

② 양쪽 무릎을 세우고, 무릎을 좌우로 탁탁 쓰러뜨립니다. 이 동작을 5~10회 반복합니다.

골반 주변의 혈액 순환이 좋아져 월경통이 완화되는 효과가 있습니다.

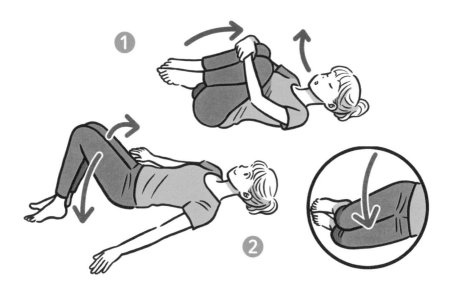

월경이 멈췄을 때 대처하는 법

초경 후 몇 년 동안은 주기나 양이 일정하지 않습니다. 자연스러운 현상이므로 너무 걱정할 필요는 없습니다. 하지만 정신적 스트레스나 무리한 다이어트로 인한 체중 감소, 격한 운동 등으로 인해 몸과 마음에 부담이 심해지면 여성호르몬이 잘 분비되지 않아 월경이 오지 않을 수 있습니다. 이럴 때는 그대로 방치하면 안 됩니다.

월경이 멈추면 미래에 임신을 못 할 가능성이 생길 뿐 아니라, 젊은 나이에도 뼈에 구멍이 많이 생기는 골다공증에 걸릴 수 있습니다. 골다공증은 골절이 빈번해지는 원인이 됩니다. 여성호르몬이 잘 분비되지 않으면 미래의 건강 위험도 커지게 됩니다. 월경이 없어 편하다고만 생각하지 말고, 3개월 이상 월경이 오지 않을 때는 학교 보건 선생님께 상담하거나 산부인과 혹은 소아청소년과에서 진찰을 받으시길 바랍니다.

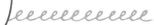

사춘기 다이어트의 위험성

사람의 일생 중에서도 영양이 가장 많이 필요한 시기는 바로 사춘기입니다. 사춘기는 성호르몬이 증가하고 몸의 성장에 있어서 매우 중요한 때로, 10대에 축적한 영양이 평생의 밑거름이 된다고 해도 과언이 아닙니다.

사춘기는 필요 이상으로 외모에 신경 쓰는 나이기도 하죠. 개중에는 인터넷이나 텔레비전에 나오는 지나치게 마른 모델의 영향을 받아 '무조건 말라야 한다'는 생각에 휩싸이는 아이들도 있습니다.

그러나 건강한 몸을 만들어야 하는 이 시기에 모델의 식단을 따라 하겠다며 요거트만 먹는 등, 편식으로 치닫는 것은 매우 위험합니다. 사춘기의 영양 부족은 뇌와 몸의 성장과 발달, 미래의 건강에도 영향을 미칩니다.

마른 것이 곧 예쁜 것은 아닙니다. 예뻐지고 싶다면 식사를 제한하는 무리한 다이어트를 할 것이 아니라, 성호르몬이 잘 분비되도록 하는 것이 가장 좋은 방법입니다. 에스트로겐은 피부를 탄력 있고 윤기 나게 하고, 모발을 매끈매끈하게 하며 허리의 곡선을 살려 줍니다.

무슨 일이 있어도 다이어트를 하고 싶다면, 몸이 어느 정도 만들어지는 시기인 18세 이후에 하는 편이 좋습니다. 무엇보다 가장 중요한 것은 건강한 몸을 만드는 것입니다. 사춘기에는 규칙적인 식사를 통한 영양 섭취, 적당한 운동, 충분한 수면이 아름다움으로 가는 지름길이랍니다.

자궁경부암 백신과 접종 시기

자궁경부암이란, 자궁 입구인 자궁경부에 생기는 암을 말합니다. 일본에서는 매년 약 1만 명의 여성에게서 발병하고 있으며 연간 3,000명에 가까운 생명을 앗아가고 있습니다. (역주 : 한국의 경우, 연간 평균 1,000여 명이 자궁경부암으로 사망합니다.)

원인은 대부분 인유두종 바이러스(HPV)로, 섹스를 통해 감염됩니다. 여성의 80%가 일생에 한 번은 감염된다고 할 정도로 흔한 바이러스인데, 감염되더라도 대개 자가 면역에 의해 자연스럽게 사라집니다.

그러나 개중에는 발암성이 강한 바이러스가 있습니다. 이 바이러스에 장기간 감염되거나 세포에 이상이 생기면 짧게는 몇 년, 길게는 10년에 걸쳐 악성으로 변해 암으로 진행됩니다.

그럼, 어떻게 예방하면 좋을까요? 우리가 취할 수 있는 예방법은 크게 두 가지입니다.

첫째, 섹스를 경험하기 전인 10~14세 무렵에 '자궁경부암(HPV) 백신'을 접종하는 것입니다. 일본에서는 초등학교 6학년~고등학교 1학년 여자아이라면 HPV 백신을 무료로 맞을 수 있습니다. (역주: 한국의 경우, 만12~17세 여성 청소년 및 만18~26세 저소득층 여성을 대상으로 지정의료기관, 보건소에서 무료 접종을 실시하고 있습니다. -2022년 4월 개정된 법안.)

둘째, 20세 이후부터는 정기적으로 부인과 검진을 받는 것입니다. WHO(세계보건기구)와 일본산과부인과학회(역주: 한국의 경우 질병관리청)에서는 이 두 가지 방법을 실시할 것을 권장하고 있습니다.

한때 언론에서 신체 통증이나 권태감 등, HPV 백신의 부작용이 크게 보도된 적이 있습니다. 자신의 아이가 그렇게 되지는 않을까 충분히 겁이 날 수도 있습니다. 예방 접종에는 장점뿐만 아니라 단점도 분명히 존재하니까요. 하지만 예방법이 있는데도, 아예 몰랐거나 잘 알지 못해서 그 기회를 놓쳐서는 안 되겠죠!

무엇을 선택할지 정보를 모아 부모와 자녀가 함께 상의하거나, 신뢰할 수 있는 전문가 혹은 부인과 의사와 상담하시길 바랍니다. 참고로 HPV는 남성에게도 감염되어 음경암이나 항문암, 인두암의 원인이 된다고 알려져 있습니다. 이에 관한 최신 정보는 각 지자체나 후생노동성 (역주: 질병관리청) 홈페이지 등에서 확인할 수 있습니다.

반항하는 아이와 대화하는 법

사춘기와 갱년기의 갈등은 호르몬 대 호르몬의 싸움이라고 할 수 있습니다. 몸과 마음의 안정을 유지하는 역할의 호르몬이 불안정한 상태로 한 지붕 아래에 있으니, 얽히고설키면서 때로는 힘든 싸움을 하기도 합니다. 여기서는 반항기에 접어든 딸과 엄마의 체험담을 몇 가지 소개해보겠습니다.

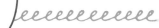

 고민이 있다면 혼자서 끙끙 앓지 말고 다양한 전문가에게 상담한다.

첫째 딸이 사춘기가 시작된 중학교 1학년부터 3학년 정도까지 학교를 연속해서 빠지거나 집에 늦게 들어오는 날이 잦았습니다. 서로 감정이 격해지면서 때로는 멱살을 움켜잡고 싸우는 날도 있었습니다.

저는 당시 병을 앓고 있어서 컨디션이 안 좋은 날이 많았고, 이혼까지 하게 되면서 마음에 여유가 없었습니다. 생활을 유지하는 것만으로도 벅찼죠. 이대로는 안 되겠다 싶어 관련 기관 몇 곳을 찾아가 상담을 받았습니다. 하지만 '아이에 대한 애정이 부족하다', '아이를 생각하지 않고 이혼을 했기 때문이다', 이런 답만 돌아오더군요. 상담을 거듭할수록 자기 혐오에 빠지게 되었습니다.

그러다 만난 한 아동심리 선생님께서 "어머님은 따님에게 애정을 잘 주고 계세요. 괜찮을 거예요."라고 말씀해 주셨는데, 그 말 덕분에 제 마음은 한결 가벼워졌고 더이상 주변의 부정적인 말에 휘둘리지 않게 되었습니다. 지금도 아이와 다투기는 하지만, 그때 일을 이야깃거리로 삼을 정도로, 자유롭게 대화할 수 있는 사이가 되었습니다. (A씨, 46세)

 신체 변화에 당황하는 아이. 사춘기의 변화에 대해 알려준다.

제 딸은 온화한 성격이었습니다. 그런데 13살에 사춘기에 들어서면서부터 마치 다른 사람이 된 것처럼 걸핏하면 짜증을 부리기 시작했고 인상마저 달라졌습니다. 제가 왜 그러느냐고, 평소의 네가 아닌 것 같다고 물어보자, 딸은 눈물을 뚝뚝 흘리면서 자신도 왜 그러는지 모르겠다고 대답하더군요. 아무래도 급격한 신체 변화에 마음이 따라가지 못하면서 불안을 느낀 것 같습니다. 이럴 때는 성호르몬이나 PMS 등에 대해서 알기 쉽게 설명해 주면 좋을 것 같다는 생각이 들었습니다. (B씨, 49세)

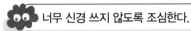 너무 신경 쓰지 않도록 조심한다.

첫째 딸이 중학생 때의 일입니다. 학교에서 있었던 일을 집에서 이야기해 주었는데, 제가 아이의 의견에 반대되는 말을 하자 갑자기 입을 꾹 다물 더니 금방이라도 울음을 터뜨릴 것 같은 얼굴로 화를 냈습니다.

계속 대화를 시도했지만, 됐다면서 자기 방으로 올라가 버렸습니다. 딸은 금방 기분을 풀고 나오는 성격이 아니라서, 아이스크림이나 젤리같이 딸이 좋아하는 달콤한 간식을 쟁반에 담아 계단에 놓아두고는, 빨리 나와서 안 먹으면 다 녹아버린다고 말하고 조용히 있었죠. 그러자 얼마 지나지 않아 딸이 조용히 나와 먹더라고요.

그랬던 딸이 지금은 고등학생이 되었습니다. 이번에는 중학생이 된 둘째 딸이 사춘기가 왔는지 갑자기 저와 대화를 하지 않으려고 합니다. 그 모습을 본 첫째 딸이 중학생 때는 원래 갑자기 말을 안 하게 되니까 너무 신경 쓰지 말라며, 제 마음을 편하게 해주고 있습니다. (C씨, 54세)

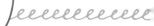

가출한 아이와 관계 회복하기

제가 어릴 때까지만 해도 저의 어머니는 무척 밝은 분이셨습니다. 항상 콧노래를 흥얼거릴 정도였으니까요. 그런데 제가 고등학교 1학년~2학년이었을 즈음, 갱년기의 영향으로 컨디션이 안 좋은 날이 이어지면서 마치 다른 사람이 된 것처럼 짜증을 내시는 날이 많아졌습니다.

당시 저는 한창 반항이 심한 시기였기 때문에, 제 일에 지나치게 간섭하는 어머니와 집에서 얼굴을 마주치는 것이 우울해 견딜 수가 없었습니다. 제발 나 좀 내버려 두었으면 좋겠다는 마음이 커졌고, 점차 어머니와 저 사이에는 미소도 대화도 사라져갔습니다.

어느 날 사소한 일로 어머니와 심하게 충돌했는데, 너 같은 건 낳지 말았어야 했다고 소리를 지르며 식칼을 들고 다가오셨습니다. 다행히 칼로 찌르는 일은 없었지만, 그 말은 화살이 되어 마음에 깊숙이 박혔습니다. 제 존재를 부정당한 것 같아 한없이 슬펐고, 있을 곳이 없어졌다고 느낀 저는 집을 뛰쳐나갔습니다.

집을 나오긴 했지만, 마땅히 갈 곳도 없었습니다. 그래서 저는 당시 전파 소년[6]이라는 TV 프로그램의 영향으로 유행했던 히치 하이크로 시코쿠(四国) 일주 여행을 떠났습니다. 여행 도중, 단신 부임

---

6) 일본 進め!電波少年 시리즈. 히치하이킹 기획이 유명하다.

중이라는 트럭 운전사분의 가족 이야기나, 곧 서류상으로 가족이 된다는 커플이 서로 가까워지게 된 계기, 저를 차에 태워준 여성분의 일 고민, 시마나미 바닷길에서 두부 가게를 운영하는 할아버지의 전후 장렬한 인생 이야기도 들었습니다.

다행히 여행 중에 위험한 일은 당하지 않았습니다. 만나는 사람마다 "힘내! 행운을 빌어."와 같은 응원을 해주셨고, 요깃거리나 용돈을 주시기도 했습니다. 저는 그 과정에서 살아있기만 하면 인생은 어떻게든 살아가게 된다는 것을 깨달았습니다.

그때까지 저의 세계는 학교와 집이 전부였습니다. 대학에 가고 회사원이 되어 내 집을 마련하는 것이 인생이라고 생각했습니다. 체면과 안정을 우선시하는 어른밖에 알지 못했던 저의 세계가 이 여행을 계기로 어마어마하게 넓어졌습니다. 어머니와 다퉜다고 절망에 빠진 스스로가 참 우습고 유치하게 느껴졌습니다.

약 1주일간의 여행에서 돌아오고 나서, 저는 어머니와 다시 이야기를 나누었습니다. 조금 거리를 두었던 덕분에 저도 어머니에게 침착하게 말할 수 있게 되었고, 어머니의 지나친 간섭도 사라졌습니다.

그 후에는 본격적으로 해보고 싶었던 연극을 하기 위해 도쿄로 갔습니다. 주변 어른들은 왜 어렵게 들어간 학교를 그만두냐며 아쉬워하셨지만, 어머니는 제가 선택한 남들과 다른 길도 응원해 주셨습니다.

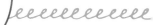

그 후에는 피트니스 강사가 되었는데, 일을 하면서 갱년기로 인한 신체적·정신적 불편함으로 고민하는 사람들의 목소리를 듣게 되었습니다. 그것은 갱년기의 어머니에 대한 기억을 떠올리게 했고, 우리 사회에 갱년기에 대한 지원이 매우 부족하다는 것을 깨닫고 놀랐습니다. 그래서 '체브라'를 설립하게 되었고 계속해서 도전해 나가고 있습니다. 어머니는 갱년기가 지나자 몸 상태가 안정되셨습니다. 지금은 70세가 넘으셔서 노화로 인해 거동이 조금 불편하지만 건강하신 편이고, 저와는 사이좋게 지내고 계십니다.

반항하지 않는 아이 헤아리는 법

"우리 애는 딱히 반항기가 없었어요."

인터뷰를 하다 보니 의외로 이런 목소리를 많이 들을 수 있었습니다. 격렬한 반항기를 경험한 저로서는 믿기 힘들지만, 반항기가 없는 가정이 늘고 있는 것 같습니다.

메이지야스다 생활복지연구소와 금융재정사정연구회가 실시한 〈2016년 부모와 자녀 관계에 대한 의식과 실태에 관한 조사〉에서는 남성은 42·6%, 여성은 35·6%가 '반항기라고 생각되는 시기가 없었다'고 응답했습니다. 부모가 된 우리 세대(남성 28.1%, 여성 26.4%)보다도, 많이 증가했음을 알 수 있습니다.

반항기가 없는 배경에는 먼저, 아이 본인은 반항하고 있지만 원래 온순한 기질이라 부모가 알아차리지 못한 경우가 있습니다. 또, 부모가 친구처럼 친근한 경우, 부모와 자녀가 서로 이해하려고 노력하는 가정인 경우, 아이가 애초에 반항할 필요가 없는 경우 등이 있습니다.

우려되는 것은 아이가 포기해 버리는 경우입니다. 부모가 아이에게 너무 엄하게 대하거나 지나치게 무관심한 모습을 보이면 아이는 '말해봐야 소용없어.', '어차피 나한테는 관심도 없을 텐데.' 하고 체념하면서 반항할 수 없게 됩니다. 만약 이런 상태라면 아이와의 관계를 점검해 보시길 바랍니다.

반항을 하든 그렇지 않든, 부모는 아이가 괜찮은지 걱정하기 마련입니다. 하지만 반항할 수 없는 관계가 아니라면, 다른 가정과 비교하면서까지 지나치게 걱정할 필요는 없습니다. 가정마다 부모와 자녀 관계는 모두 다르니까요. 아이의 건강한 성장을 바란다면 염두에 두어야 할 것이 있습니다.

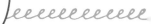

바로, 우리 자신부터 마음이 건강한 어른이어야 한다는 것입니다. 물론 아이의 일도 중요하지만, 자신의 몸과 마음을 채우는 것이 더욱 중요합니다. 내가 건강해야 마음에 여유가 생기고 주변 사람에게도 부드럽게 대할 수 있으니까요.

제2장에서는 사춘기에 대해서 살펴봤습니다. 여기서 배운 내용을 배우자나 사춘기 자녀를 둔 부모님들과 공유하면서 이 시기를 즐겁게 극복하시면 좋겠습니다. 다음 장에서는 모두가 맞게 될 '갱년기'를 어떻게 하면 안전하고 기분 좋게 보낼 수 있는지 그 방법을 함께 알아보겠습니다.

제 3 장

갱년기 엄마의 몸과 마음

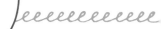

"The change of life"

　갱년기라는 말을 들으면, 어둡고 부정적인 느낌을 떠올리는 분들이 많은데요. 사실 갱년기를 영어로 말하면 'The Change of Life'라고 합니다. 인생의 전환기라는 뜻이죠.

　갱년기가 시작되면 성호르몬이 역동적으로 변합니다. 사춘기와 마찬가지로 몸에 일어나는 변화가 점점 더 커집니다. 그에 따라 마음도 심하게 요동치는데요, 마음이 따라가지 못할 때도 있습니다. 금방 피곤해지고, 일에서도 실수가 늘어나고, 자꾸 부정적으로 생각하게 되고, 아이에게도 감정적으로 대하게 됩니다. 지금까지와는 다른 내가 된 기분이 들고, 이런 자신의 모습이 답답합니다.

　몸과 마음이 뜻대로 되지 않을 때도 있지만, 너무 자신을 탓할 필요는 없습니다. 이 같은 신체적·정신적 불편함이 생기는 이유는 당신이 게으르거나 성격이 변해서가 아니니까요.

'갱년기는 생각하기 나름이야', '한가하니까 그런 증상이 생기는 거야'. 간혹 이렇게 황당한 소리를 하는 사람도 있는데요, 이럴 때는 '갱년기에 대한 지식이 없는 사람이구나'라고 생각하고, 너무 신경 쓰지 마시길 바랍니다. 갱년기에 컨디션이 저하되거나 감정 조절이 잘 안되는 것은 성호르몬의 영향이지 당신 탓이 아닙니다.

배우자와 아이들에게도 갱년기의 변화에 대해 설명합시다. 아이들도 언젠가는 갱년기를 경험하게 됩니다. 성장해서 사춘기를 맞았던 것처럼 말이죠. 아이에게 자신의 경험을 나누며 그에 대처하는 방법도 함께 가르쳐 주면 좋겠죠.

사람마다 다른 갱년기 장애 경험

갱년기에는 여성의 90%가 신체적·정신적 불편함을 느낍니다. 이 시기에 일어나는 몸과 마음의 다양한 불편함을 '갱년기 증상'이라고 부르고, 본인이나 가족의 일상생활에 지장을 초래할 정도로 심하면 '갱년기 장애'라고 부릅니다. 성호르몬이 변화하는 것은 똑같은데, 왜 일부 사람들에게만 갱년기 증상이 심하게 나타날까요?

갱년기 장애가 생기는 원인은 크게 3가지입니다. 첫째는 몸, 둘째는 마음, 셋째는 환경입니다. 원인과 대처 방법을 차례대로 알아봅시다.

❶ 몸

성호르몬이 줄어들고 자율신경의 균형이 깨지면서 몸과 마음에 다양한 증상이 일어납니다.

자각할 수 있는 주요 증상으로는 월경 불순, 어깨 결림, 요통, 관절의 뻣뻣함, 저림, 얼굴 및 머리의 열감, 안면 홍조, 불안, 무기력, 짜증, 불면, 어지러움, 이명, 가슴 두근거림, 안구건조증, 구강건조증, 피부 습진, 체취 변화, 변비·설사, 성교통, 콜레스테롤 수치 상승, 만성 피로 등이 있습니다. 증상이 무척 다양한데요, 갱년기 증상의 종류는 무려 200~300개라고 알려져 있습니다.

이러한 신체적·정신적 변화에 대한 대책은 바로 자율신경을 안정시키는 것입니다. 자율신경은 한마디로 표현하면 몸의 스위치 역할을 하는 신경이라고 할 수 있습니다.

자율신경에는 자동차의 액셀러레이터 역할을 하는 '교감신경'과 브레이크 역할을 하는 '부교감신경'이 있습니다. 교감신경은 몸을 긴장 상태로 만들고, 부교감신경은 반대로 몸을 편안하게 만들어줍니다. 이 두 신경이 쉼 없이 일하기 때문에 우리 몸의 혈관을 비롯해 심박, 장기, 체온, 호흡 등이 조절되는 것입니다.

갱년기가 아니더라도 자율신경의 균형은 쉽게 깨질 수 있습니다. 밤을 새우거나, 한밤중에 강한 빛을 쬐거나, 불규칙한 생활습관을 가지는 것을 대표적인 예로 들 수 있습니다. 또 너무 즐거운 경험이나 충격적인 일도 자율신경의 균형을 쉽게 무너뜨립니다.

중요한 것은 흐트러진 자율신경을 그대로 두지 않는 것. 다시 말해, '균형을 유지하기 위해 노력하는 것'이 중요합니다. 이 같은 습관을 익힌다면 갱년기는 물론 그 이후의 인생도 건강하고 더 풍요롭게 보낼 수 있습니다.

다음 장에는 자율신경을 안정시키는 방법을 실었습니다. 갱년기에 느끼는 불편함을 완화할 수 있을 뿐 아니라, 사춘기와 노년기에도 사용할 수 있는 방법입니다. 가족이나 자녀와 함께 시도해 보거나 친구에게 가르쳐 주는 등, 적극적으로 활용해 보시길 바랍니다!

❷ 마음

"갱년기 장애는 너무 고지식해서 오는 거예요. 좀 더 대범하게 받아들이고 지내보세요."

"너무 끙끙 앓지 마시고, 더 긍정적으로 생활해 보시면 어떨까요."

갱년기의 신체적·정신적 변화로 힘이 들어 병원에 갔는데, 이런 조언을 듣고 돌아왔어요. 하하하……

갱년기 여성들에게서 이런 경험담을 들을 때가 있습니다.

물론 꼼꼼하고 성실한 성격 등 당사자의 기질도 갱년기 장애의 이유가 될 수 있지만, 그런 말은 어려움을 극복하는 데에 아무런 도움이 안 되죠.

'이제와서 성격을 바꾸라니…'

'지금까지 40~50년을 이 성격으로 살아왔는데?'

속으로는 이런 생각이 들지 않을까요?

하지만 너무 걱정할 필요는 없습니다. 어떤 기질이라도 심리적 장벽을 크게 낮출 수 있으니까요. 그 방법은 다름 아닌 자신의 몸의 변화를 바르게 아는 것입니다. 갱년기로 고민하는 주변 사람들이나 정보를 교환할 수 있는 친구, 상담할 수 있는 전문가가 있다면 그 장벽을 더 낮출 수 있겠죠.

무엇이 나타날지 모르는 컴컴한 어둠 속을 걷는 것은 불안하고 무섭기 마련입니다. 그 길을 혼자 걷는다고 생각하면 누구라도 다리가 움츠러들고 말 것입니다. 하지만 그 길을 지나는 여정에 빛과 지도, 그리고 함께할 동료가 있다면 설레는 모험으로 바뀔 수도 있지 않을까요.

❸ 환경

아이의 사춘기나 수험, 독립, 부모님 보필, 회사에서의 위치나 환경의 변화…… 40~50대는 몸과 마음의 변화뿐 아니라 주변 환경도 그 어느 때보다 크게 변하는 시기입니다. 평소에는 아무렇지도 않은 일이라도 몸 상태가 완벽하지 않을 때는 큰 영향을 받을 수 있습니다.

아이나 부모님의 일처럼 혼자서는 감당할 수 없는 일도 있습니다. 어느 하나 중요하지 않은 일이 없지만, 짬을 내어 해결할 수 있는 것도 아니죠. 그런데 이 일들이 한꺼번에 몰려온다면 어떻게 될까요?

사람은 약해지면 무슨 일을 저지를지 모릅니다.

"올해 애들이 고등학교, 대학교 수험생인데 회사에서는 부서 이동 때문에 난리지, 안 그래도 힘든데 어머님이 계단에서 발을 헛디뎌 대퇴부가 골절되셨다고 하고. 아무래도 뭔가 나쁜 기운이 나를 막고 있는 것 같아."

지인 중 한 명은 어려운 상황이 반복되자 엉뚱한 방향으로 생각하기 시작했습니다. 그러더니 수십만 엔이나 하는 고액의 운 세미나에 참석하고, 운이 좋아진다는 고액의 팔찌를 몸에 차기 시작했습니다. 안타깝게도 상황은 호전되지 않았다고 합니다.

이와 같은 사건들은 인생에서 자연스럽게 일어날 수 있는 변화로 인식하고 바라보는 것이 좋습니다. 체브라에서는 자신과 가까운 사람들의 인생을 글로 쓰는 활동 '라이프 커리어 디자인 워크'를 장려하고 있습니다. 인생의 전환기를 글로 쓰다 보면, 자신에게 비슷한 변화가 일어났을 때 마음의 여유가 생기고 행동이 달라집니다.

보통 50대에 들어서면 부모님의 간호를 비롯해 자녀들의 독립, 직장에서의 위치 변화, 자신의 몸 상태 악화 등, 계속해서 환경이 바뀝니다. 앞서 이야기한 지인은 지역의 돌봄 서비스를 찾아보았고, 직장에서는 일하는 방법에 대해 상담했고, 자신과 가족의 건강을 챙기기 시작했으며, 산부인과 의사에게도 상담하는 등 적극적으로 움직였다고 합니다.

나중에 물어보니 "라이프 커리어 디자인 워크를 통해 마음의 준비를 한 게 도움이 되었어요."라고 대답했습니다. 저는 뿌듯함을 느꼈습니다. 라이프 커리어 디자인 워크는 이 책에도 실려있으니 꼭 참고해 주시길 바랍니다.

목소리를 내지 않는 것은 존재하지 않는 것

"일본인은 신기하네요. 갱년기 장애를 겪지 않는 이유가 무엇인가요?"

얼마 전, 줌으로 화상 회의를 하던 도중 미국인 갱년기 연구자가 이런 질문을 해왔습니다. 무슨 뜻인가 싶어 이어서 이야기를 들어보니, "세계의 많은 연구 결과를 보면 일본 여성 중에 갱년기 장애를 호소하는 사람은 없습니다."라고 말하는 것이었습니다.

"그럴리가요!" 저도 모르게 목소리가 커졌습니다.

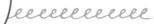

일본인 중에는 잘 참는 분들이 많다보니 목소리를 내지 않는 것뿐입니다.

그렇습니다. 예전에 체브라에서 1,000명 이상의 여성을 대상으로 설문조사를 했을 때, '갱년기 증상에 대해 어떻게 대처했나요?'라는 질문에 가장 많은 응답은 바로 '참는다'였습니다. 일본인에게 갱년기 장애가 없는 것이 아니라, 대부분의 일본인 여성들이 힘든 갱년기 증상을 참고 있다는 것이죠.

목소리를 내지 않으면 그것이 연구 데이터에 올라갈 리가 없습니다. 즉, 목소리를 내지 않기 때문에 문제가 없다고 간주되는 것입니다. 이대로라면 세계의 최신 연구에서 뒤처지게 될지도 모릅니다.

이제 참기만 하는 시대는 끝났다

갱년기 증상으로 인한 신체적·정신적 불편함을 치료하는 방법은 얼마든지 있습니다. 불편한 증상이 계속된다면 참지 말고 부인과에 상담을 하시길 바랍니다. 갱년기니까 어쩔 수 없다고 생각하다 자칫 갑상선 질환이나 당뇨병, 우울증 등 다른 질병을 놓칠 가능성도 있기 때문에, 늦기 전에 진찰을 받아야 합니다.

요새는 '참는 것이 미덕'이라는 시대착오적인 말을 하는 사람은 줄었지만, 아직 부인과에 가기까지는 심리적 장벽을 느끼는 사람이 많은 것 같습니다. 그럼, 어떻게 하면 그 장벽을 낮출 수 있을까요? 지금부터 의료기관 진찰을 받을 때 알아두면 좋은 팁을 살펴봅시다!

갱년기 산부인과 진찰 시 알아두면 좋은 팁

여러분은 증상이 어느 정도일 때 병원에 가시나요?

'갱년기 때문에 생기는 불편함인데 이 정도로 병원에 가도 되나?'

'병원 가기 귀찮은데.'

'괴롭긴 하지만 나만 참으면 되니까……'

혹시 이런 식으로 병원에 가는 것을 뒤로 미루고 계시지는 않나요? 몸이 아플 때는 무작정 참지 말고, 반드시 전문가를 찾아야 합니다.

갱년기 증상으로 힘들다면 부인과를 방문하시면 됩니다. 그런데 제 강좌를 수강하시는 분들로부터 '증상이 얼마나 심할 때 병원에 가면 좋을지 몰라서 결국 참게 된다'라는 이야기를 자주 듣습니다. 특히, 병원에 가는 것이 익숙하지 않은 우리 세대는 증상이 어느 정도일 때 병원에 가야 할지, 그것을 판단하는 기준을 세우기가 어렵습니다.

여성용 갱년기 증상 자가 체크

간략갱년기지수(SMI)

	증상	매우 그렇다	그렇다	조금 그렇다	그렇지 않다	점수
1	얼굴이 화끈거린다	10	6	3	0	
2	땀을 많이 흘린다	10	6	3	0	
3	허리와 손발이 자주 차갑다	14	9	5	0	
4	숨이 차고 가슴이 두근거린다	12	8	4	0	
5	잠들기가 어렵거나 얕은 잠을 잔다	14	9	5	0	
6	사소한 일에도 화가 나고 짜증이 난다	12	8	4	0	
7	우울하거나 불안하다	7	5	3	0	
8	두통, 어지러움, 메스꺼움을 자주 느낀다	7	5	3	0	
9	금방 피곤해진다	7	4	2	0	
10	어깨 결림, 요통, 손발 통증이 있다	7	5	3	0	

*주의 : 어느 하나라도 증상이 강하다면 【매우 그렇다】에 체크합니다.
【매우 그렇다】 증상이 있으며, 일상생활에 지장을 줄 때가 있다.
【그렇다】 증상은 있지만, 일상생활에 지장을 줄 정도는 아니다.
【조금 그렇다】 증상이 있는 것 같다.

합계 □

갱년기 증상 평가 기준

합계 점수로 보는 자가 진단 평가표		45세~55세 여성 중
0~25점	이상 없음	20% 초반
26~50점	식사 · 운동에 주의가 필요함	40% 초반
51~65점	갱년기 완경. 외래 진료를 받아야 함	20% 초반
66~80점	장기간에 걸친 계획적인 치료가 필요함	10% 초반
81~100점	해당과 정밀 검사를 바탕으로 장기적 · 계획적인 치료가 필요함	10% 미만

(인용문헌)『更年期－閉経外来－更年期から老年期の婦人の健康管理について
　　　　(갱년기－완경 외래－갱년기부터 노년기의 여성 건강관리에 대하여)〈日本医師会雑誌〉, 1993』

남성용 갱년기 증상 자가 체크

남성용 갱년기 증상 자가 체크

	증상		매우 그렇다	그렇다	보통 이다	조금 그렇다	그렇지 않다	점수
1	전체적인 몸 상태가 좋지 않다	몸	5	4	3	2	1	
2	관절과 근육의 통증	몸	5	4	3	2	1	
3	땀이 심하게 난다	몸	5	4	3	2	1	
4	충분한 수면을 취하지 못한다	몸	5	4	3	2	1	
5	자주 졸리고 피곤하다	몸	5	4	3	2	1	
6	짜증이 난다	마음	5	4	3	2	1	
7	신경질이 난다	마음	5	4	3	2	1	
8	불안감	마음	5	4	3	2	1	
9	몸의 피로감, 행동력 감퇴	몸	5	4	3	2	1	
10	근력 저하	몸	5	4	3	2	1	
11	우울감	마음	5	4	3	2	1	
12	절정기는 지났다고 느낀다	성	5	4	3	2	1	
13	힘이 다했다, 밑바닥에 있다고 느낀다	마음	5	4	3	2	1	
14	수염이 늦게 자란다	성	5	4	3	2	1	
15	성 기능 저하	성	5	4	3	2	1	
16	이른 아침의 발기 횟수 감소	성	5	4	3	2	1	
17	성욕 저하	성	5	4	3	2	1	

합계

AMS 점수의 평가 기준

증상의 정도	심리적 요소	신체적 요소	성 기능 요소	종합 평가
없음	5점 이하	8점 이하	5점 이하	17-26점
가벼움	6–8점	9–12점	6–7점	27–36점
보통	9–12점	13–18점	8–10점	37–49점
심함	13점 이상	19점 이상	11점 이상	50점

(출처) 『加齢男性性腺機能低下症候群診療の手引き(노화 남성 성선기능저하증후군 진료 가이드), 2022』

그런 경우에는 갱년기 증상을 직접 체크해 볼 수 있는 '간략갱년기지수'를 사용하면 편리합니다. 항목별로 자신의 증상을 체크한 뒤 점수를 합하면 됩니다. 여성과 남성 모두 합계가 50점 이상이라면 진찰을 받을 필요가 있습니다.

갱년기 전문 부인병원 찾는 요령

상담하면서 '용기를 내서 부인과에 갔는데, 싫은 경험을 하고 돌아왔다'라는 이야기를 들을 때도 있습니다.

"갱년기라서 어쩔 수 없대요. 그게 다였어요. 어찌나 황당하던지."

"약을 처방해 주기만 하고 아무런 설명이 없었어요. 불안해서 못 먹겠어요."라는 사례도 있습니다. 병원은 신체적·정신적 불편함의 해소를 위해 돕는 역할을 합니다. 하지만 같은 부인과라고 해도 저마다 전문 분야가 있습니다.

예를 들어, 임산부 지원, 불임 치료, 자궁근종 수술 등 각각 전문 분야가 다릅니다.

갱년기 상담의 경우는 갱년기 의료를 전문으로 하는 클리닉이 가장 좋습니다. 클리닉 홈페이지에 접속해 갱년기 관리에 적극적인 곳인지 확인해보는 것도 방법입니다. 환자들이 남긴 후기도 도움이 되겠지만, 사람마다 자신과 맞는 의사가 다르기 마련입니다. 신뢰가 가는 클리닉을 꾸준히 찾아보시길 바랍니다.

갱년기는 완경 전후를 합쳐 10년 정도로, 장기전이 될 수도 있습니다. 이때 만난 신뢰할 수 있는 의사는 당신의 건강을 평생 지원해주는 든든한 편이 되어 줄 것입니다.

부인과 진찰을 받기 전 필요한 준비

"병원에 갔는데, 의사가 제 이야기를 전혀 안 들어주는 거 있죠!"

최근 강좌에서 한 수강자분이 눈물을 글썽이며 토로하셨습니다. 이야기를 들어보니, 의사로부터 언제부터 증상을 느끼기 시작했냐는 질문을 받았고, 그래서 "작년 겨울이었어요. 처음에는 금방 피곤해진다는 느낌이 들었어요. 그 이후에는 갑자기 땀이 마구 나게 됐고…" 이렇게 자세히 대답했더니 의사가 도중에 말을 뚝 끊었고, 그게 무척 차갑게 느껴졌다고 합니다.

갱년기는 기간이 길고 증상이 매우 복잡합니다. 게다가 시시각각 변하는 자기 몸에 대해 다른 사람에게 이야기했을 때, 엄청난 관찰력을 가지지 않은 이상 의사가 그것을 모두 받아들이기는 어렵습니다. 다음 진료가 있기 때문에 많은 시간을 할애할 수도 없고요. 환자 입장에서도 전하고 싶은 말이 갑자기 나오지 않을 때도 있죠. 진찰을 받으러 갈 때는 미리 간단한 메모를 준비해두면 편리합니다.

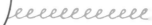

신경이 쓰이는 증상, 개선하고 싶은 것, 알고 싶은 것, 마지막 월경
내용(기간, 주기, 양 등)을 작은 수첩에 간단하게 적어 갑시다. 제 강
좌를 수강한 지인은 미리 메모해서 갔다고 합니다. "준비는 완벽하
게 했지! 근데, 메모를 그만 현관에 두고 갔지 뭐야~."라고 말하며
웃었지만요.

먼저 알아두는 갱년기 치료법

⊙ 호르몬 대체요법

갱년기 장애를 치료하는 방법에는 대표적으로 호르몬 대체요법
(HRT)이 있습니다. 급격히 줄어드는 여성호르몬을 인위적으로 보
충하는 방법입니다. 안면 홍조, 짜증, 집중력 저하 등의 불편함을 개
선하고, 피부와 모발을 윤기 있게 하며 뼈를 튼튼하게 유지하는 등,
여성호르몬의 장점을 되찾는 효과를 기대할 수 있습니다.

팔에 바르는 젤 타입부터 피부에 붙이는 패치 타입, 먹는 약 등 종
류는 다양합니다. 치료에 앞서, 부인과 진찰을 통해 자신의 몸에 적
합한지를 알아보기 위해 다양한 검사를 받아야 합니다. 과거 유방암
을 앓았거나 혈전증이 있는 경우에는 HRT를 받지 못할 수도 있습
니다.

20년쯤 전에 HRT가 유방암 위험을 증가시킨다는 연구 결과도 있
었지만, 이후 조사에서는 유방암 발병률은 특별히 증가하지 않은

것으로 나타났습니다. 어떤 약이든 장점이 있으면 단점도 있는 법입니다.

"HRT를 받았더니, 중고차에서 새 차로 다시 태어난 기분이야! 정말 상쾌해!"
"진작 받을 걸 그랬어~!"
이렇게 좋은 후기를 들을 때도 있지만, 때로는 '나한테는 안 맞는지 기분이 안 좋아졌다', '가슴이 붓고 분비물이 늘어서 당황했다'는 사례도 있습니다. 의사와 잘 상의하셔서 자신에게 맞는 치료법을 선택하시길 바랍니다.

● 한약

한약은 생약이라 불리는 식물 등을 몇 가지 조합한 약을 말합니다. 옛날부터 이 생약의 효과를 조합해 갱년기 증상 치료에 사용해 왔으며, HRT와 병용할 수도 있습니다. 약국에서 흔히 볼 수 있는 '갱년기'라는 문구가 적혀 있는 약에는 대부분 한약이 포함되어 있습니다.
'심한 어깨 결림으로 고민하던 A씨요, 이 한약 먹고 싹 나았대요!'와 같은 입소문은 매우 유용합니다. 하지만 그렇다고 똑같은 약을 먹어서는 안 됩니다. 한약은 체질 개선을 위한 것입니다. 증상이 같더라도 체질이 다르면 사용하는 약도 달라지므로 주의가 필요합니다.

한의학에서는 사람의 체질을 크게 허증(虛證). 중간증(中間證), 실증(實證)으로 나누는데, 자신의 체질에 맞는 한약을 고르는 것이 중요합니다. 직접 고르기 어렵다면 처음에는 전문가의 처방을 받으시길 바랍니다.

갱년기 증상 개선에 많이 쓰이는 3대 한약

- 당귀작약산 : 체력이 없고, 허약한 사람(허증)에게 적합합니다. 냉증, 빈혈, 두통, 어지럼증에 효과적입니다.
- 가미소요산 : 체력이 부족한 사람(중간증)에게 적합합니다. 불면, 짜증, 우울 등 정신적 증상이 강하게 나타나는 사람에게 처방합니다.
- 계지복령환 : 체력이 좋고, 열이 잘 올라오는 사람(실증)에게 적합합니다. 심한 안면 홍조, 어깨 결림, 두통에 효과적입니다.

가장 좋은 약은 건강한 생활습관

젊었을 때는 내 뜻대로 선택하면 그것이 습관이 되지만, 갱년기가 시작되면 몸은 물론 건강과 생각까지 그 습관에 영향을 받습니다. '생활 습관병'이라는 병이 나올 정도로 습관은 무서운 것입니다. 가볍게 여겨서는 안 됩니다.

그런데 반대로 생각해보면, 그만큼 좋은 습관을 만들면 신체적·정신적 불편함은 호전될 것입니다. 예를 들어, 빌딩 3층까지 엘리베이터를 타지 않고 계단으로 올라가거나, 인스턴트 식품 대신 영양가 있는 식사를 선택한다거나, 밤을 새우는 대신 아침 일찍 일어나는 선택을 하는 것이죠. 사소한 선택 같지만, 이것이 쌓이면 갱년기 이후의 생활에서는 심신의 편안함에서 크게 차이가 납니다.

물론, 항상 올바른 습관을 선택하지 않아도 괜찮습니다. 비록 작심삼일이라도, 생각날 때마다 계속해 나가면 어느새 좋은 습관이 쌓일 것입니다. 만약 혼자서는 실천하기 어렵다면 자신이 처한 환경을 바꿔보는 것도 방법입니다.

마음가짐이나 의지만으로 어떻게든 해보려는 생각은 버리시길 바랍니다. 예를 들어 담배를 많이 피운다거나, 친한 친구들과의 만남 또는 음주 모임이 많다면 어떨까요? 아무리 스스로 습관을 바꾸려고 마음먹은 사람이라도 그것을 달성하기는 어렵겠죠.

그럴 때는 과감히 만나는 사람이나 환경을 바꿔봅시다. 예를 들어, 운동 동아리나 긍정적이고 건전한 커뮤니티에 들어가는 것을 들 수 있습니다. 사람은 주변 사람과 환경에 생각보다 큰 영향을 받기 마련입니다. 주변 환경을 자신과 같은 목표를 가진 사람들로 만드는 것이 자신의 목표를 실현하기 위한 지름길입니다.

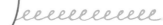

　장밋빛의 'the change of life'가 될 것인지 아닌지, 그것은 당신의 습관, 즉 매일 매일의 선택이 축적되어 결정된다는 사실을 반드시 기억하시길 바랍니다.

갱년기에는 반드시 끝이 있다!

　"나이를 먹었으니 어쩔 수 없는 건가."

　정년까지 지금의 회사에서 일하는 것이 목표였던 M씨. 사명감을 불태우며 누구보다 열심히 일해왔습니다. 그런데 40대 중반이 지나면서 사소한 실수가 잦아졌고, 자신감을 상실한 M씨는 결국 퇴직을 결심했습니다. 회의 시간을 잘못 알거나 자료 제출을 까맣게 잊어버리는 일이 많아졌고, 잊지 않으려고 메모를 했지만, 그 메모마저 잃어버려 당황하기를 여러 차례. 자신 때문에 주변에 피해를 주면 안 된다고 생각한 M씨는 그렇게 좋아하던 직장을 그만둘 수밖에 없었다고 합니다.

　매우 안타까운 사례입니다. 만약 M씨에게 갱년기에 대한 올바른 정보를 알 기회가 있었다면 얼마나 좋았을까요? 갱년기는 안면 홍조처럼 눈으로 보이는 증상뿐만 아니라, 건망증, 체력 저하와 같은 증상이 다양하게 나타납니다. 하지만 충분히 대처하고 치료할 수 있는 방법이 있습니다. M씨도 퇴직하기 전에 이것을 알았더라면, 해결책을 발견할 수 있었을지도 모릅니다. 여러분이 꼭 기억해 주셨으면 하는 사실이 있습니다.

중요한 결단은 신체적·정신적 상태가 좋을 때 내려야 한다는 것입니다.

갱년기 여성의 신체적·정신적 불편함은 반드시 끝이 옵니다. 아이의 사춘기에 끝이 있듯이, 갱년기에도 끝이 있습니다. 갱년기의 긴 터널을 빠져나가면 '황금기'가 기다리고 있습니다! 갱년기를 보낸 분들은 하나같이 입을 모아 안개가 걷힌 것처럼 개운하다고 말씀하십니다.

40~50대가 되면, 주변 동료나 친구들이 중요한 일로 상담을 해올 때가 있을 것입니다. 그때는 꼭 이렇게 전해주시면 좋겠습니다.

"그건 중요한 일인 것 같아. 몸도 마음도 건강한 상태일 때 결정을 내리는 편이 좋겠어."

여성과는 또 다른 남성 갱년기 장애

요즘 들어 통 기운도 없고 웃지 않는다.

지금까지 쉽게 해내던 일에 부쩍 싫증이 걸린다.

밤에 자다가 몇 번씩 잠이 깨서 화장실에 가거나 뒤척인다.

배우자나 주변 남성에게 이런 증상이 보인다면, 그 사람은 남성호르몬(테스토스테론)이 감소하는 상태일 수 있습니다. 갱년기 장애라

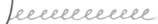

고 하면 흔히 여성 특유의 신체적 · 정신적 불편함을 떠올리기 쉽지만, 사실 남성에게도 갱년기 장애가 있습니다.

남성은 대개 40세 이후부터 성호르몬이 조금씩 감소하는데, 이것이 급격히 줄어들면 우울감이나 짜증, 불면, 발한, 손발 시림 등, 여성과 비슷한 갱년기 증상이 나타납니다. 남성 갱년기 장애가 가장 많이 나타나는 시기는 55~65세입니다. 여성의 경우 완경이 오기 때문에 비교적 쉽게 알아차릴 수 있지만, 남성은 그렇지 않다 보니 발견이 어렵습니다.

직접 묻기는 어려울 수도 있지만, 남성의 아침 발기나 성욕은 여성에게 월경이 오는 것과 같습니다. 즉, 건강의 척도나 다름없는 것이죠. ED(발기 부전)라고 하면 스스로 나이를 많이 먹었다거나 한심하다고 생각하기 쉬운데요, 원활하지 못한 혈액 순환으로 인한 뇌혈전이나 협심증 등, 생명과 관련된 질환이 원인일 가능성도 있으므로 주의가 필요합니다. 남성호르몬이 어느 정도 있는지는 비뇨기과에서 채혈을 통해 알 수 있습니다.

남성 갱년기도 한약이나 남성호르몬 대체요법(ART)으로 치료하는 것이 일반적이고, 비뇨기과나 남성 건강 클리닉 등에서 치료를 받을 수 있습니다.

갱년기 우울증과 일반 우울증의 차이

갱년기 우울증은 일반적인 우울증과 증상은 비슷하지만, 원인이 전혀 다르므로 주의해야 합니다. 갱년기 우울증은 성호르몬 저하에서 비롯됩니다. 따라서 여성은 부인과, 남성은 비뇨기과에서 호르몬 대체요법과 같은 치료를 합니다. 한편, 일반적인 우울증의 원인은 뇌 속에 있는 신경전달물질의 이상이므로 진찰을 받고 싶다면 정신과를 방문해야 하며, 치료 방법도 다릅니다.

그러나 전문가가 아닌 우리가 어느 쪽인지를 판별하는 것은 매우 어렵습니다. 일본 여성 의학 학회의 홈페이지에서는 갱년기 여성이 우울함을 느낀다면, 가장 먼저 부인과 등, 갱년기 치료 전문 의료기관을 방문할 것을 권장하고 있습니다. 남성의 경우 '우울증' 진단을 받고도 남성호르몬 수치를 확인해보지 않은 사람이라면, 한 번쯤 비뇨기과에서 검사를 받는 것이 바람직합니다.

남성호르몬의 장점을 살리는 비결

남성호르몬은 여성호르몬과 달리 스스로 늘릴 수 있습니다. 남성 뿐만 아니라 완경 이후의 여성이라도 말이죠.

'그럼 아저씨처럼 된다는 말이야? 안 돼!'

남성이라는 명칭 때문에 이런 걱정을 하실 필요는 없습니다. 타고 난 성과 관계없이 어떤 사람이든 원래 남성호르몬과 여성호르몬을 모두 가지고 있습니다. 게다가 갱년기 이후를 쾌적하게 보내는 요령 은 남성호르몬을 얼마나 잘 활용하느냐에 달려 있습니다.

남성호르몬의 장점

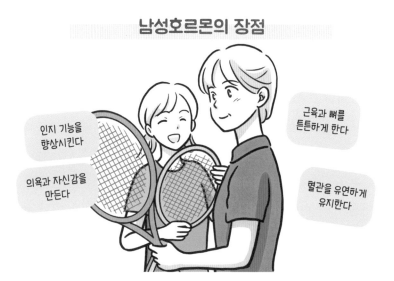

인지 기능을 향상시킨다

의욕과 자신감을 만든다

근육과 뼈를 튼튼하게 한다

혈관을 유연하게 유지한다

남성호르몬의 대표 격인 테스토스테론. 여성의 테스토스테론 수치는 보통 남성의 10% 정도인데 완경 이후에는 테스토스테론의 비율이 상대적으로 높아집니다. 이 두 가지 성호르몬 모두 비슷한 기능을 하는 면이 있기 때문에, 지금까지 에스트로겐이 담당하던 일을 테스토스테론이 도와준다고 이해하면 됩니다.

테스토스테론을 잘 활용하면 혈관을 젊게 유지할 수 있고, 인지력이 향상됩니다. 기분이 긍정적이고 밝아지며 근육과 뼈도 튼튼해진다는 장점이 있습니다. 그럼, 갱년기 이후 우리 몸의 건강을 지켜주는 테스토스테론을 어떻게 하면 높일 수 있는지, 그 방법을 몇 가지 소개해드리겠습니다. 여러분의 배우자나 주변 남성분들께도 꼭 가르쳐주시기를 바랍니다.

스쿼트 운동으로 대근육을 자극한다!

놀랍게도 근육을 단련하면 테스토스테론을 만들어낼 수 있습니다. 가장 쉬운 방법은 스쿼트입니다. 스쿼트로 단련할 수 있는 대퇴사두근은 우리 몸 중에서 가장 큰 근육입니다. 의욕과 자신감을 끌어올리고 싶다면 아침이나 낮시간에 스쿼트를 시도해 봅시다.

① 양팔을 앞으로 뻗고 상체를 앞으로 숙입니다.

② 허벅지 뒤쪽이 바닥과 평행이 될 때까지 엉덩이를 낮춥니다. 그대로 5초 동안 유지한 뒤, ①의 자세로 돌아갑니다. 10세트를 반복합니다.

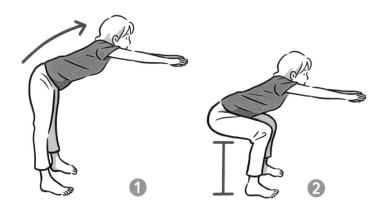

신진대사 향상 효과를 기대할 수 있기 때문에, 최근 살이 쪄서 고민하시는 분들께도 추천합니다. 대퇴사두근은 갱년기 이후 급속이 약해지는 부분이기도 하므로 지금부터 근육을 키워둡시다.

식사 테스토스테론의 생성을 촉진하는 음식을 섭취한다

테스토스테론을 늘리기 위해서는 단백질을 충분히 섭취해야 합니다. 특히 양고기 등에 들어 있는 카르니틴이라는 성분은 테스토스테론을 높게 유지하는 작용을 합니다.

테스토스테론을 만드는 재료인 오메가 지방산을 함유한 올리브유, 아마씨유나 아연을 함유한 견과류, 혈액 순환을 돕는 양파와 마늘 등 항산화 작용이 강한 식품을 함께 섭취합시다.

수면 최소 6시간 이상 푹 잔다

테스토스테론은 주로 자는 동안 만들어지므로 잠을 잘 자는 것이 중요합니다. 2011년 미국 시카고대학에서 진행한 연구에서는 수면시간이 5시간 이하로 짧을 경우, 남성호르몬이 10~15%나 떨어진다는 결과가 나왔습니다. (참고: Journal of the American Medical Association 2011년 6월 1일호) 사람마다 필요한 수면시간은 다르지만, 일반적으로 6~7시간 정도가 좋다고 알려져 있습니다.

성에 대한 편견을 버리는 시기

남자니까 약한 소리를 하면 안 돼.
남자니까 울어서도 안 돼.
남편이니까 당연히 생계를 책임져야 해!

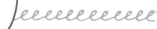

　지금의 갱년기 세대인 남성들은 이런 편견 속에서 자랐습니다. 그러니 정작 자신에 관한 일은 뒷전으로 미루게 되죠.

　이전에 남성 갱년기 장애를 겪었다는 K씨의 경우, 주변에서 '남자니까 남자답게 해야 한다'고 말하는 것 같아 힘들었고, 자신의 행동이 주변의 기대에 미치지 못하는 것 같아 스스로가 한심하게 느껴졌다고 합니다. 하지만 K씨는 '남자도 약한 소리를 해도 된다'고 생각했고, 그 후로는 마음이 가벼워졌다고 말했습니다.

　한편, 여성들 또한 여성스럽게 살기를 강요받던 시절이 있었습니다. 성에 대한 편견 때문에 뛰어난 능력이 있어도 인정받지 못하거나, 힘을 발휘할 기회조차 얻지 못했던 여성이 많을 것입니다. 사춘기를 다룬 2장에서도 언급했듯이, 성은 그러데이션과 같습니다. 편견은 자기 자신도 틀에 끼워 넣게 됩니다. 편견을 내려놓고 상대방도 자신도 한 명의 '사람'으로 바라봅시다.

　남자는 남자답게, 여자는 여자답게 해야 한다는 생각은 구시대적인 발상입니다.

　초등학생 아이들의 책가방만 해도 남자는 검은색, 여자는 빨간색으로 정해져 있던 시절이 있었지만, 지금은 자유롭게 선택할 수 있게 되었습니다. 여전히 부족한 부분이 많지만, 세상은 조금씩 변화하고 있습니다.

주변을 생각하는 "Career life design"

자신의 몸이나 마음의 변화, 자녀의 사춘기나 수험 혹은 독립, 부모님 봉양에 대한 걱정, 일, 지역 활동 등. 이러한 환경 변화에 대해서는 일생을 전체적으로 바라보는 '라이프 커리어 디자인 워크'를 추천합니다. 자신뿐만 아니라 자기 인생에 영향을 미치는 가까운 사람들까지 포함해 생각하는 활동입니다.

방법은 간단합니다. '라이프 커리어 디자인 시트'에 생각나는 것을 키워드로 쓰기만 하면 됩니다. '라이프'란에는 자기 의사로 결정할 수 있는 라이프 이벤트를 적습니다. 결혼이나 이사, 출산, 여행 등, 미래의 일도 상상하면서 써 보시길 바랍니다.

라이프 커리어 디자인 시트

소아기	사춘기	성숙기	갱년기	노년기

여성의 건강과 몸의 변화 이미지

- 여성호르몬
- 남성호르몬
- 월경전증후군(PMS)
- 부인과 질환(자궁근종·자궁내막증 등)
- 갱년기 장애
- 생활습관병(고혈압·당뇨병·이상지지혈증·동맥경화·비만)
- 저주질환
- 골다공증
- 요실금·선염
- 여성 암(유방암·자궁암·난소암 등), 갑상선 질환
- 불면·우울·건망증

조경 ▶   완경 ▶

0세	10세	20세	30세	40세	50세	60세	70세	80세	90세	100세

라이프
이사·결혼·
여행·취미

커리어
취업·이직·
독립·자격취득·
승진·지역 활동

생활
부모님 건강
및 육아

【기입 예시】
동아리·이사·
자취·진학·
취업·결혼·
출산·주택 구매·
자녀의 사춘기·
자녀의 진학·퇴직·
부모님 환갑·
자격 취득·
운동·취미
등

기입 예시

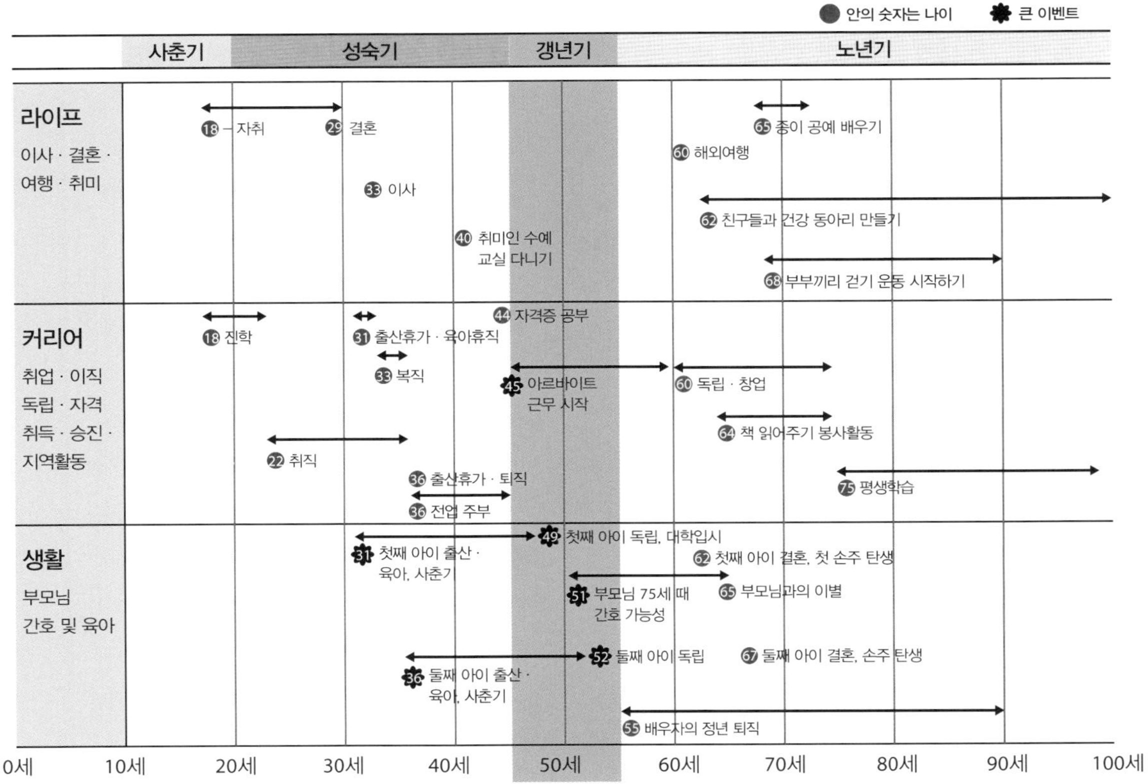
안의 숫자는 나이
큰 이벤트
사춘기
성숙기
갱년기
노년기
라이프
이사 · 결혼 · 여행 · 취미
18 – 자취
29 결혼
33 이사
40 취미인 수예 교실 다니기
60 해외여행
62 친구들과 건강 동아리 만들기
65 종이 공예 배우기
68 부부끼리 걷기 운동 시작하기
커리어
취업 · 이직
독립 · 자격
취득 · 승진 ·
지역활동
18 진학
22 취직
31 출산휴가 · 육아휴직
33 복직
36 출산휴가 · 퇴직
36 전업 주부
44 자격증 공부
45 아르바이트 근무 시작
60 독립 · 창업
64 책 읽어주기 봉사활동
75 평생학습
생활
부모님
간호 및 육아
31 첫째 아이 출산 · 육아, 사춘기
36 둘째 아이 출산 · 육아, 사춘기
49 첫째 아이 독립, 대학입시
51 부모님 75세 때 간호 가능성
52 둘째 아이 독립
55 배우자의 정년 퇴직
62 첫째 아이 결혼, 첫 손주 탄생
65 부모님과의 이별
67 둘째 아이 결혼, 손주 탄생
0세
10세
20세
30세
40세
50세
60세
70세
80세
90세
100세

'커리어' 란에는 일이나 자격증 취득, 지금까지 배운 것, 유학 경험, 자원봉사 활동, 전업주부로 지낸 기간 등을 적습니다. '생활' 란에는 자신의 의사로는 통제할 수 없는, 가족이나 주변 사람의 환경 변화를 적습니다. 자녀의 수험이나 입학, 취직, 배우자의 정년퇴직 등이 여기에 해당합니다. 부모님이 75세가 되는 해에도 체크를 해둡시다. 부모님이 언제까지나 건강하시기를 바라겠지만, 75세가 되면 보통 3명 중 1명은 간호가 필요한 상태가 됩니다.

인생에서 어떤 변화가 일어나더라도 아무런 대비 없이 맞이하는 것과 마음의 준비를 하고 맞이하는 것과는 그 변화를 받아들이는 방법은 물론 보내는 방법과 마음의 여유도 달라집니다. 마음의 준비가 되어 있으면, 일어날 수 있는 변화에 대해 침착하게 대책을 세울 수 있습니다.

또, 이렇게 바라보면 인생 후반이 참 길다는 사실도 알 수 있습니다. 한 번뿐인 인생을 자신답게 즐겁게 보내는 데 활용해 보시길 바랍니다!

제 4 장

사춘기 vs 갱년기 잘 극복하는 법

자기 자신과 마주하는 방법

당신이 일생에서 가장 오래 만나는 사람은 누구일까요? 부모님? 배우자? 아니면 자녀? 정답은 바로 '당신 자신'입니다. 태어날 때부터 숨을 거두는 그 순간까지 자기 자신과의 만남을 그만둘 수는 없죠. 어차피 오랜 시간 동안 자신과 함께 생활해야 한다면, 쾌적하고 좋은 기분으로 지낼 수 있도록 자신을 관리하는 방법을 익히는 것이 중요합니다.

보통 사람들은 주변 사람을 잘 배려하고 친절하게 대합니다. 하지만 정작 자신은 뒷전으로 미루고 있지는 않은지 점검이 필요합니다. 20~50대 일본인 여성 1만 명을 대상으로 실시한 조사에 따르면, 몸이 아파도 참으면서 가사나 직장 일을 하는 여성이 전체의 80%나 된다고 합니다. (『隠れ我慢に関する実態調査 내색하지 않고 참는 것에 관한 실태 조사』〈쓰무라〉, 2021)

너무 무리하면 두통이 오거나 몸이 처지는 등, 신체적인 상태가 악화할 수 있습니다. 또, 계속해서 참기만 하면 짜증이 나거나 까칠해지는 등, 마음의 상태가 나빠집니다.

누군가를 위해 무언가를 하는 것은 매우 멋진 일이지만, 정작 자신을 뒷전으로 미루다 신체적 · 정신적 불편함이 생긴다면 주객전도가 되는 셈입니다.

만약 지금까지 자녀나 부모님을 위해, 혹은 일이나 지역을 위해 살았다면, 이제 조금 용기를 내 '자기 우선'이라는 관점에서 살아보는 것은 어떨까요? 자신이 채워지면 자연히 주변 사람에게도 부드럽게 대할 수 있습니다.

자기 우선은 자기중심적이고 이기적인 것과는 다릅니다. 자기 우선의 뜻을 오해해서 본인 입장만 남에게 강요하거나, 다른 사람의 의견을 듣지 않거나, 자신만 좋으면 그만이라고 생각하며 행동한다면, 성가시고 대하기 어려운 사람이 되고 말 것입니다.

자기 우선은 자기 몸과 마음의 행복을 우선하는 것입니다. 즉, 당신이 항상 주변 사람을 소중히 여기듯이 당신 자신을 소중히 여기는 것입니다. 자신을 돌보는 것은 그렇게 어려운 일이 아닙니다.

이번 장에서는 몸과 마음을 가다듬는 방법에 대해 알아보겠습니다. 사춘기를 지나는 딸과 갱년기인 엄마가 적극적으로 함께해주시면 좋겠습니다. 우리 자신을 위해 스스로를 건강하게 만들어 봅시다.

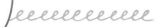

심신을 안정시키는 '체브라 체조'

사춘기나 갱년기, 월경 전과 같이 성호르몬의 변동이 심할 때는 자율신경의 균형이 흐트러지기 쉽습니다. 자율신경을 안정시키기 위해 가장 추천하는 방법은 다름 아닌 '몸을 움직이는 것'입니다. 왜냐고요? 몸을 움직이면 직접적으로 자율신경을 안정시킬 수 있기 때문입니다.

예를 들어, 가벼운 조깅을 하는 장면을 떠올려봅시다. 심장 박동수는 빨라지고 체온이 올라가면서 땀이 납니다. 호흡에 탄력이 붙으면서 들이쉬고 내쉬기를 반복하면 상쾌한 느낌이 들죠. 이때는 교감신경이 우위에 있는 상태입니다.

그럼, 반대로 조깅을 그만둔 다음은 어떨까요? 심장의 두근거림이 가라앉고 체온이 떨어지면서 땀이 나지 않습니다. 또, 호흡이 차분해지고 편안합니다. 이때는 부교감신경이 우위에 있는 상태입니다. 이처럼 몸을 움직이면 자율신경을 쉽게 안정시킬 수 있습니다. 하지만 매일 정신없이 바빠서 운동할 시간이 없다고요?

'자율신경의 균형이 흐트러질 때마다 조깅을 한다고? 그럴 여유가 어딨어!'라고 생각하시겠죠. 저도 충분히 공감합니다. 그래서 추천해 드리는 것이 '체브라 체조'입니다. 도구나 돈, 시간을 들이지 않고 바로 그 자리에서 몸을 움직여 컨디션을 조절할 수 있습니다.

강좌에서 설문조사를 해 보았더니, '체브라 체조'를 실시한 뒤에 신체적 · 정신적 불편함이 개선되었다는 의견이 많았습니다. 캐나다 밴쿠버에서 개최된 'International Menopause Society'라는 국제적인 갱년기 학회에서 시연한 적도 있는 유명한 체조입니다.

"그 자리에서 놀라울 정도로 컨디션이 좋아졌어요.", "간단해서 집에서 딸과 함께 계속하고 있어요."와 같은 반가운 목소리도 들어왔습니다. 공부나 집안일, 근무 중 여유 시간, 신호 대기시간, 또는 TV를 보는 시간을 활용해 가족과 함께 꼭 시도해 보시길 바랍니다.

자율신경을 편안하게 하는 호흡법

"왜 아직도 숙제 안 했어?!"
"지금 하려고 했어!"

짜증이 나거나 마음이 불안할 때, 마음을 진정시키고 싶을 때, 이 호흡을 해봅시다.

① 코로 숨을 크게 들이마셔 배를 부풀리면서 조금 위쪽을 바라봅니다.

② 입으로 숨을 조금씩 내쉬어 배를 홀쭉하게 하면서 턱을 아래로 당깁니다. 이때 목 뒤쪽에 당기는 느낌이 들어야 합니다.

이 동작을 5회 정도 반복하면 몸과 마음이 편안해지는 효과가 생깁니다. 너무 편안해져서 하품이 나올 수도 있습니다.

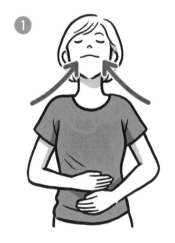 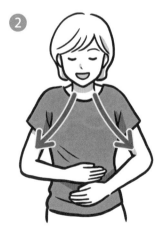

우리 몸의 신경 다발인 척수는 뇌에서 뻗어 나와 목과 등뼈를 통과합니다. 부교감신경의 뿌리는 목이 시작되는 부분에 있기 때문에, 호흡과 함께 목을 위아래로 움직이면 편안함을 느끼게 됩니다.

어깨 결림 · 목 결림 · 두통 관리법

장시간 같은 자세로 책상에 앉아 공부나 일을 하면 상반신의 혈액순환이 잘되지 않아 어깨가 결리기 쉽습니다. 이때, 어깨를 둥글게 원을 그리듯이 돌리면 어깨 결림이나 목 결림, 두통 완화, 집중력 향상 효과가 있습니다. 집중력을 높이고 싶을 때 시도해 보는 것도 좋겠죠?

① 양손을 어깨 위에 얹고 팔꿈치로 큰 원을 그리듯이 10회 정도 앞으로 돌립니다.
② 뒤로도 10회 정도 크게 돌립니다.

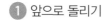 앞으로 돌리기

 뒤로 돌리기

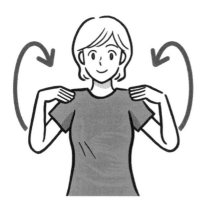

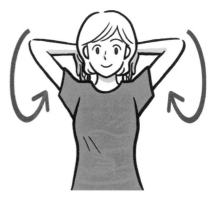

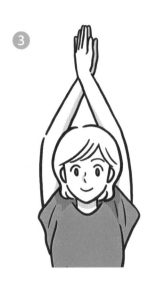

③ 양팔을 x자로 만들고 머리 위쪽으로 뻗습니다. 머리 뒤쪽에서 팔뚝을 뒤로 미는 동작을 10초 동안 유지한 뒤, 천천히 손을 풉니다.

견갑골 주변의 근육을 움직여 그 주변에 쌓여 있는 노폐물이 몸 밖으로 배출되도록 돕는 동작입니다. 팔을 드는 동작으로 압력을 가하면 혈액의 흐름을 가볍게 억제할 수 있고, 그 팔을 풀면 혈액 순환이 원활해집니다. 어깨 결림의 원인인 노폐물을 혈액의 힘을 이용해 흘려보내기 때문에 상쾌한 기분이 지속됩니다.

의욕을 만들어내는 매일 체조

자율신경의 균형이 흐트러져 부교감신경이 지나치게 우위에 있게 되면 몸이 나른해져 아침에 일어나기 힘들 수 있습니다. 온종일 나른하거나 심한 불안을 느끼는 경우도 자율신경의 균형이 무너졌기 때문입니다. 그럴 때는 양손으로 머리를 감싸지 말고, 번쩍 들어 가슴을 펴 보세요. 남성호르몬이 분비되어 기분이 더 밝아집니다.

우리 몸은 힘찬 자세를 취하면, 뇌 안에서 남성호르몬인 테스토스테론이 분비되면서 실제로 의욕이 생기고 힘이 납니다. 또 억지로라도 웃는 표정을 지으면, 뇌는 정말 웃고 있다고 생각해 행복을 느끼게 하는 호르몬인 세로토닌을 분비합니다. 웃으면 스트레스 호르몬인 코르티솔이 줄어드는 효과가 있다는 연구 결과도 발표된 바 있습니다.

의욕이 생기는 자세: 다리를 어깨너비의 2배로 벌립니다. 주먹을 쥐고 양팔을 하늘 높이 올립니다. 얼굴은 비스듬히 위를 보고 웃는 표정을 만듭니다. 주먹에 힘을 준 상태에서 5초간 유지합니다.

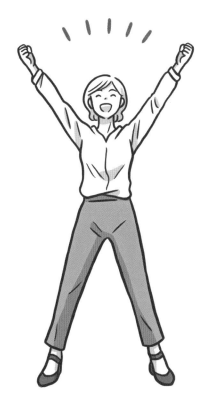

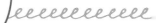

마음이 편해지는 세 가지 호흡법

기분이나 상황에 따라 다양한 호흡법을 시도해 봅시다!

안정을 취하고 싶을 때는

1·2 호흡법

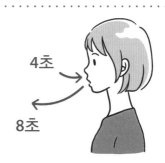

4초

8초

숨을 내쉬는 시간을 들이쉬는 시간보다 두 배 길게 유지합니다. 예를 들어, 4초 동안 코로 숨을 들이마셨다면, 8초 동안 입으로 숨을 천천히 내쉽니다.

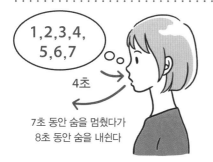

1,2,3,4,
5,6,7

4초

7초 동안 숨을 멈췄다가
8초 동안 숨을 내쉰다

짜증 난 기분을 전환하고 싶을 때는

4·7·8 호흡법

숨을 내쉬는 시간을 들이쉬는 시간보다 두 배 길게 유지합니다. 예를 들어, 4초 동안 코로 숨을 들이마셨다면, 8초 동안 입으로 숨을 천천히 내쉽니다.

집중하고 싶을 때는

박스 호흡법(Box Breathing)

극도의 긴장이나 스트레스 완화, 집중을 위한 호흡법으로, 미·해군에서도 사용되고 있습니다. 먼저, 4초 동안 숨을 천천히 들이마셔 폐에 공기를 가득 채웁니다. 그 상태로 4초 동안 숨을 멈춥니다. 4초 동안 숨을 내쉬어 폐를 비운 상태에서 4초 동안 숨을 멈춥니다. 위의 동작을 반복합니다.

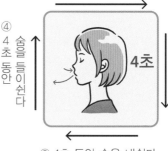

① 4초 동안 숨을 들이쉰다

④ 4초 동안 숨을 들이쉰다

② 4초 동안 숨을 멈춘다 폐에 공기를 채운 상태에서

4초

③ 4초 동안 숨을 내쉰다

자율신경 안정을 위한 열가지 방법

자율신경은 사춘기나 갱년기, 월경 직전과 같이 성호르몬의 변동이 심할 때 균형이 깨지기 쉽습니다. 일상생활 속에서 활용 가능한 방법을 정리해 보았습니다. 자신에게 맞는 방법을 찾아 꼭 실천해 봅시다.

❶ 아침 햇볕을 쮄다

아침에 햇볕을 쮄면 교감신경의 스위치가 켜지면서 온종일 의욕이 생기고 집중력을 발휘하기 쉬워집니다. 오전에 햇볕을 쮄면 체내시계가 리셋되어 저녁에는 적절한 시간대에 수면 호르몬인 멜라토닌이 분비됩니다. 밤에는 부교감신경이 원활히 작용해 편안해지면서 잠을 깊이 잘 수 있습니다.

❷ 스트레스 완화를 위해 잘 씹는다

잘 씹으면 몸속의 스트레스 물질이 줄어 자율신경이 안정됩니다. 또, 뇌로 가는 혈류가 늘어나 집중력이 높아진다는 연구 결과도 있습니다. 운동 경기를 보면 선수들이 자주 껌을 씹는 모습을 볼 수 있는데, 바로 이런 이유에서입니다.

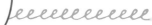

❸ 행복해지려면 영양 있는 식사를

흔히 행복 호르몬이라 불리는, 우리 뇌 속의 신경전달물질인 '세로토닌'.

세로토닌은 마음을 차분하게 하고 자율신경을 안정시키는 작용을 합니다. 세로토닌을 만들기 위해서는 세로토닌 합성에 필요한 재료를 식사를 통해 섭취해야 합니다.

세로토닌의 재료는 필수 아미노산인 트립토판과 비타민 B6, 탄수화물입니다. 트립토판은 우유나 치즈, 요거트 등의 유제품, 견과류, 고기, 생선, 달걀, 콩 제품 등에 함유되어 있습니다. 또, 비타민 B6는 생선회와 간, 바나나, 콩, 채소류 등에 많이 들어 있습니다. 그리고 탄수화물은 쌀이나 빵, 감자 등에 함유되어 있습니다.

간단한 음식으로 세로토닌의 힘을 발휘하고 싶다면 '바나나 요거트'를 추천합니다. 바나나와 우유에는 트립토판이 풍부하게 들어 있기 때문입니다. 기분이 우울하다면 성격이나 마음가짐만 돌아볼 것이 아니라, 영양을 충분히 섭취하고 있는지도 확인해야 합니다.

❹ 장내 환경을 개선한다

위장 기능은 자율신경의 영향을 크게 받습니다. 반대로 생각하면, 장내 환경을 좋게 만들면 자율신경도 안정되기 쉽습니다. 아침에 일어나면 물 한 컵 마시기, 식이섬유와 유산균을 평소에 적극적으로 섭취하기, 적당한 스트레칭이나 걷기 운동 등을 통해 장을 자극합시다.

❺ 아로마 등, 좋아하는 향을 맡는다

자신이 좋아하는 향을 맡으면 부교감신경이 우위가 되면서 편안함을 느끼게 됩니다. 사춘기의 긴장감을 완화하고 싶다면 상쾌한 감귤류의 향이 나는 스위트 오렌지나 베르가모트를 추천합니다. 갱년기에 자율신경의 균형을 유지하고 싶다면, 로즈 향이 나는 제라늄 정유와 플로럴 향의 로즈오토정유를 추천합니다. 이 두 가지는 여성호르몬과 비슷한 작용을 한다는 연구 결과도 있습니다.

❻ 좋아하는 음악이나 영화를 본다

지금까지 살면서 슬프거나 힘들 때 눈물을 흘렸더니 기분이 상쾌해진 적은 없었나요?

눈물을 흘리면 코르티솔이라는 스트레스 호르몬이 눈물과 함께 몸 밖으로 배출됩니다. 따라서 긴장하거나 흥분한 상태에서 울면 스트레스의 원인을 몸 밖으로 내보낼 수 있기 때문에 편안한 상태로 전환할 수 있답니다. 자율신경을 안정시키는 데 가장 좋은 것은 '감동의 눈물'입니다. 가끔은 좋아하는 음악을 듣거나 영화를 보면서 실컷 울어보면 어떨까요?

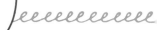

❼ 다른 사람과 천천히 이야기한다

즐거운 대화는 운동할 때와 마찬가지로 교감신경과 부교감신경의 전환을 원활하게 해줍니다.

마음을 안정시키기 위해 기억해야 할 점은 '평소보다 천천히 말하기'와 '부정적인 말은 되도록 피하기'입니다. 이 두 가지에 주의하며 마음을 터놓을 수 있는 사람들과 이야기를 나눠 보시길 바랍니다.

❽ 반신욕으로 체온을 올린다

욕조에 따뜻한 물을 받고 반신욕을 즐겨보세요. 한번 심부 체온을 올리면, 체온이 다시 내려갈 때 편안함을 느끼게 됩니다. 잠들기 90분 정도 전에 목욕하는 습관을 들이면 수면의 질이 올라갑니다.

❾ 잠들기 1시간 전에는 컴퓨터나 스마트폰을 끈다

컴퓨터나 스마트폰 화면에서 나오는 블루라이트는 수면을 유도하는 멜라토닌의 분비를 방해합니다. 자기 전에 컴퓨터 화면이나 스마트폰을 보면 뇌는 낮이라고 착각합니다. 그래서 좀처럼 잠들기가 어렵고, 수면의 질이 떨어져 아침에 일어나기가 힘들어지죠. 그러므로 컴퓨터나 스마트폰은 잠들기 1시간 전에는 꺼 둡시다.

❿ 유머를 중시한다

'웃음'의 효과는 정말 대단합니다. 면역력을 높이는 자연살해(NK) 세포가 활성화되어 면역력이 높아질 뿐 아니라, 자율신경의 균형을 맞출 수 있습니다. '좋아, 이제부터 웃겠어!'라며 개그 프로그램을 시청하는 것도 좋지만, 스트레스를 줄이고 자율신경을 안정시킬 수 있는 더 효과적인 방법은 '스스로 유머를 만들어내는 것'입니다.

실패하거나 힘든 일이 생겼을 때 그대로 받아들이면 스트레스가 쌓이지만, '이거 이야깃거리가 되겠는걸.'하고 생각하면 그 사실을 객관적으로 수용할 수 있습니다. 주변을 둘러보면, 의외로 재미있는 이야깃거리로 삼을만한 소재가 많이 있습니다.

'체브라'에서도 유머를 발휘할 수 있는 활동에 도전하고 있습니다. 갱년기 몸의 변화를 만담으로 만들어 개그 콘테스트 M-1 그랑프리 예선에 나간 적도 있습니다. 비록 1차전에서 예선 탈락했지만요. 그 밖에도 '가슴이 두근두근, 사랑이 아니라 갱년기', '뭐였더라? 이것, 저것, 그것!' 등, 평소라면 부끄러워할 만한 증상이나 실패담을 구성진 운율로 만들어 인스타그램에 게시하고 있습니다.

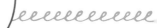

혈자리 마사지로 내 몸 관리하기

혈자리는 WHO(세계보건기구)에서도 정식으로 인정받았으며, 전신에 360개 이상 있다고 알려져 있습니다. 혈자리를 자극하면 '기혈수(氣血水)' 순환이 원활해져 심신의 불편함이 개선되는 효과를 기대할 수 있습니다.

기혈수란, 각각 다음과 같은 의미를 지닙니다.

- 기(氣): 몸의 에너지의 원천.
- 혈(血): 혈액 등, 전신에 영양을 전달하는 역할을 하는 것.
- 수(水): 전신에 수분을 전달하는 체액.

동양의학에서는 이 기혈수가 서로 영향을 줌으로써 심신의 건강이 유지되고, 혈자리를 누르면 균형이 잘 잡혀 심신의 불편함이 개선된다고 말합니다. 그럼, 사춘기의 월경 전이나 갱년기의 신체적·정신적 불편함을 완화해주는 혈자리를 소개하겠습니다. 각각의 혈자리를 5초 동안 5회씩, 기분이 좋다고 느끼는 강도로 눌러 보시길 바랍니다.

호르몬의 균형을 맞추는 혈자리

- 삼음교(三陰交) : 안쪽 복숭아뼈에서 손가락 4개만큼 위로 올라
  간 곳에 있습니다. 주로 하체의 시림 · 부종, 월경통 · 갱년기 장
  애 등에 효과가 있으므로 기억해 두면 편리합니다.
- 혈해(血海) : 무릎 안쪽에서 손가락 3개만큼 위로 올라간 곳에
  있습니다. 배 주변이 차가워지거나 혈액순환이 잘되지 않으면
  이 자리를 눌렀을 때 통증을 느낍니다. 시림 예방, 갱년기 장애
  완화에 추천합니다.
- 음릉천(陰陵泉) : 무릎 안쪽 뼈 아래쪽에 움푹 들어간 곳에 있
  습니다. 수분대사 조절, 부종 완화에 효과가 있는 혈자리입니다.

다리에는 호르몬의 균형을 맞춰주는 혈자리가 모여 있습니다.

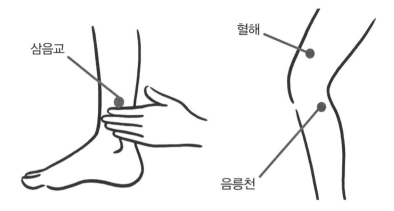

혈자리를 단독으로 누르는 것도 좋지만, 아래에서 위로 마사지를 해주면 혈액과 림프의 흐름이 원활해지고 시림과 부종 해소에 더 효과적입니다. 주먹을 쥐고 손가락의 두 번째 관절 부분을 사용해 다리의 안쪽을 발목부터 허벅지가 시작되는 곳까지 원을 그리듯이 부드럽게 자극합니다.

기분을 좋게 만들어주는 혈자리

- 기해(氣海) : 배꼽에서 손가락 두 개 정도 아래로 내려간 곳에 있습니다. 글자 그대로 생명 활동의 원동력이 되는 '기'가 모이는 혈자리로, 이 자리를 누르면 전체적인 몸 상태가 안정되고 힘이 나는 효과가 있습니다.

- 관원(關元) : 배꼽 아래 3~5센티미터쯤 내려간 곳에 있습니다. 기력이 모이는 '단전'이라 불리는 곳으로, 불면증이나 여성 특유

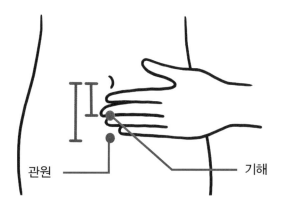

의 불편함, 노화로 인한 여러 증상 개선에 효과가 있습니다.

배에 있는 혈자리는 민감하기 때문에 손가락으로 한 곳을 누르지 말고, 양손을 포개듯이 놓고 손바닥 전체로 부드럽게 눌러 줍니다. 또, 평소 이 부분이 차가워지지 않도록 복대나 핫팩 등을 사용해 따뜻하게 하는 것이 좋습니다.

자율신경을 바로잡는 혈자리

• 신문(神門) : 손목 안쪽의 주름과 새끼손가락이 연결되는 부분의 움푹 들어간 곳. 새끼손가락을 따라 내려오면 찾기 쉽습니다. 마음을 편안하게 하거나 기분을 전환하고 싶을 때 눌러보시길 바랍니다.

• 합곡(合谷) : 자율신경을 비롯해, 몸 전체의 기혈을 순환시키는 '만능 혈자리'. 손등에 위치한 혈자리로, 검지와 엄지의 뼈가 만

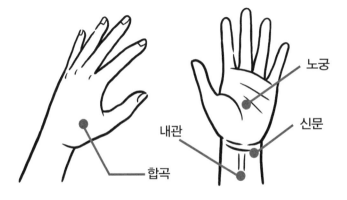

노궁

내관

신문

합곡

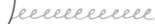

나는 곳을 기준으로 검지 쪽에 움푹 파인 곳에 있습니다. 누를 때는 반대편 엄지를 혈자리에 대고, 나머지 네 손가락은 손바닥에 댄 상태로 손톱이 아닌 손가락으로 눌러줍니다.

• 노궁(勞宮) : 손을 가볍게 쥐었을 때 검지와 중지의 사이에 해당하는 혈자리. 반대쪽 엄지손가락으로 누르면 마음을 안정시키는 효과가 있습니다.

• 내관(內關) : 손목의 주름 부분부터 손가락 세 마디만큼 아래에 있습니다. 자율신경의 균형을 바로잡는 역할을 하는 혈자리입니다. 반대쪽 엄지를 수직으로 세워 부드럽게 누릅니다.

어른과 아이 모두에게 중요한 영양소

균형 잡힌 식사는 절대 타협하지 않는 원칙으로 정해두어야 합니다. 사춘기와 갱년기 모두에게 중요한 영양소는 칼슘과 철분 그리고 단백질입니다.

● 칼슘

사춘기

사춘기는 뼈에 칼슘이 축적되는 속도가 빠르기 때문에 골질량을 높일 수 있는 기회입니다. 이 시기에 칼슘을 잘 축적해 두면 성인이 되고 난 후에 부상이나 골절의 위험을 줄일 수 있습니다.

갱년기

성호르몬이 저하된 이후 걱정되는 것은, 뼈가 푸석푸석해져 구멍이 숭숭 뚫린 스펀지처럼 되는 골다공증입니다. 골질량 저하를 예방하기 위해서는 영양 있는 식사와 꾸준한 운동이 필요합니다.

칼슘이 풍부한 식품으로는 우유, 생선, 견과류 등이 있습니다. 칼슘의 흡수와 뼈의 재생을 도와주는 비타민D도 함께 섭취하면 효과적입니다. 비타민D는 버섯, 어패류 등에 많이 포함되어 있는데, 햇볕만 일정 시간 쬐어도 만들어집니다.

◉ 철분

사춘기

몸이 커지면 혈액 순환량이 늘어납니다. 따라서 성장기에는 혈액의 근원이 되는 철분이 부족해지기 쉽습니다. 게다가 정기적인 출혈이라 할 수 있는 월경으로 인해 빈혈에 걸리기 쉽습니다.

갱년기

완경이 다가오면서 월경 주기나 기간이 불규칙합니다. 월경 양이 줄거나 늘어나는 현상이 지속적으로 반복되면 빈혈을 일으키기 쉽습니다.

철분이 많이 함유된 식품으로는, 돼지 간, 바지락, 톳, 소송채, 콩 등이 있습니다. 과일과 같이 비타민C가 많이 함유된 식품과 함께 먹으면 철 흡수율이 크게 올라갑니다.

한편, 커피나 홍차, 녹차 등에 포함되어 있는 타닌은 철의 흡수를 억제합니다. 따라서 식사 중에 마시는 음료로는 보리차나 물 등이 좋습니다.

● 단백질

사춘기

몸의 성장과 함께 근육량도 증가합니다. 몸을 만드는 재료와 에너지가 부족하지 않도록 단백질을 잘 섭취하는 것이 중요합니다.

갱년기

나이가 들면 점점 소화 흡수율이 떨어집니다. 근육을 유지하기 위해서는 젊었을 때보다 많은 단백질을 섭취할 필요가 있습니다. 단백질이 부족하면 근육량이 줄어들 뿐만 아니라 피부와 모발의 트러블도 생기기 쉬우며, 노화의 원인이 되므로 주의해야 합니다.

단백질은 고기, 생선, 달걀, 유제품, 콩 등에 풍부하게 들어 있습니다. 일본인의 식사 섭취 기준(2020)에는 단백질 목표량은 신체 활동이 중간 정도인 경우 10~17세에 68~115g, 30~49세에 67~103g으로 설정되어 있습니다. 옥스퍼드대학의 심프슨 박사가 발표한 '단백질 지렛대' 가설에서는 사람은 하루에 필요한 단백질량이 충족될 때까지 섭취량을 늘린다고 합니다. 건강하게 다이어트를 하는 방법은 단백질을 충분히 섭취하는 것이라고 할 수 있겠죠.

여성호르몬과 비슷한 작용을 하는 식품

식품 중에는 에스트로겐과 비슷한 역할을 하는 것도 있습니다. 이 같은 식품은 특히 여성호르몬이 저하되는 갱년기 이후의 컨디션을 조절할 때 매우 도움이 됩니다.

○ 콩

콩에 함유된 폴리페놀, 콩 이소플라본이 갱년기 증상 개선에 효과적인 것으로 알려져 있습니다. 이소플라본이 장내 미생물에 의해 대사된 것을 에쿠올(Equol)이라고 부르는데, 이 에쿠올은 에스트로겐과 비슷한 작용을 합니다. 여러 연구 결과에 따르면, 이소플라본을 에쿠올로 만드는 장내 세균 활동이 활발한 사람일수록 콩을 섭취했을 때 갱년기 증상이 완화되는 효과가 있는 것으로 나타났습니다. 에쿠올을 만들지 못하는 사람은 보충제로 보충하는 방법도 있습니다. 또, 콩은 단백질을 비롯해 식이섬유, 칼슘, 비타민 등 다양한 영

양을 함유하고 있습니다. 두부와 같은 콩 가공식품이나 두유를 사용
한 음식을 식탁에 올려 보면 어떨까요?

◎ 아마씨유

아마씨유에는 '리그난'이라는 성분이 들어 있는데, 리그난은 에스
트로겐과 비슷한 작용이 있어서 갱년기 증상 완화와 골다공증 예방
에 효과가 있다고 합니다. 참깨나 양배추, 브로콜리에도 리그난이 함
유되어 있지만, 아마씨유에 훨씬 풍부하게 들어 있습니다. 하루에 섭
취해야 할 양은 티스푼으로 하나입니다. 아마씨유는 몸에서는 만들
어지지 않는 오메가3(n-3)계 지방산이라는 필수 지방산을 많이 함
유하고 있어 건강한 기름으로 주목받고 있습니다.

단, 아마씨유는 빛과 열에 매우 약해 산화되기 쉬우므로 주의해야
합니다. 튀김이나 볶음 등 가열 조리에는 사용할 수 없기 때문에 그
대로 마시거나 샐러드나 요거트에 뿌려 섭취합니다. 또한, 개봉한 뒤
에는 냉장고 등 서늘하고 어두운 곳에 보관하고 1개월 이내에 사용
하도록 합니다. 두부나 샐러드에 뿌려 먹는 등 취향에 따라 다양한
음식과 함께 섭취해 보시길 바랍니다.

혼란스러운 마음을 정리하는 좋은 방법

몸과 마음을 가다듬는 방법을 익히면, 심신의 상태에 대해 크게 신경 쓸 필요가 없어집니다. 그렇게 되면 정말 자신이 마주해야 할 문제에 착수할 여유가 생기죠. 몸과 마음을 가다듬는 진짜 목적은 상태가 좋아진 뒤에는 어떻게 살 것인가, 어떻게 살고 싶은가입니다!

지금부터는 마음을 가다듬어 자신의 인생을 더욱 풍요롭게 만드는 방법을 알아보려고 합니다. 우울할 때 기분을 북돋울 수 있는 세가지 방법을 소개해드리겠습니다.

◉ "그럴 수도 있지!" 하고 소리 내어 말하기

부모와 자식 간이나 친구와의 충돌, 직장에서의 실수 등, 인생에 스트레스는 언제나 따릅니다. 하지만 어쩔 수 없는 일을 혼자 끙끙 앓아봐야 마음의 건강만 해칠 뿐입니다. 기분 전환이 중요할 때도 있는 법이죠. 그럴 때는 "그럴 수도 있지!" 하고 마음이 가벼워지는 주문을 걸어 보시길 바랍니다. 마음속으로만 외치지 말고 입으로 소리 내어 말해보세요. 기분이 나아집니다.

◉ 생활 습관을 돌아보기

기분이 처지거나 감정조절이 잘되지 않을 때가 있습니다. 그럴 때는 자책하기보다 기본적인 생활습관을 점검해 보시길 바랍니다. 단순히 컨디션이 좋지 않은 경우가 대부분입니다. 아침 햇볕을 받으며 걷기, 충분한 수면과 균형 잡힌 식사부터 실천해 봅시다.

◉ 스스로를 안아주기

옥시토신이라는 호르몬을 들어보셨나요? 일명 애정 호르몬이라 불리는 옥시토신은 애정이 깃든 신체 접촉을 통해 활발히 분비되는데, 마음을 안정시키는 역할을 합니다. 마음이 힘들거나 외롭다면 가족이나 친구, 연인 등 마음을 터놓을 수 있는 사람과 손을 잡거나 포옹해 보시길 바랍니다. 만약 주변에 아무도 없다면 '괜찮아, 괜찮아' 하고 스스로를 안아 보세요. 울컥하고 눈물이 날지도 모르지만, 어느새 스트레스가 사라지고 마음이 한결 편해질 것입니다.

다음은 스트레스로부터 몸을 지키는 방법입니다.

◉ 좋은 일을 찾는 습관을 들이기

아침에 일어났는데 밖에 비가 오고 있다면 어떤 느낌이 드시나요? '비가 오네! 정원에 있는 꽃들이 좋아하겠다♪ 내가 좋아하는 우산도 외출하는 날이네!' 라는 생각이 드시나요?

아니면, '뭐야! 비 와? 젖는 거 싫은데. 내가 아끼는 우산도 더러워질 테고!' 하고 느끼시나요? 같은 일이라도 받아들이는 방식은 사람마다 다릅니다. 부정적인 사고방식이 습관이 되어 버리면, 우리의 행동이나 인생에도 영향을 줄 수 있으므로 조심해야 합니다.

특히 불안정해지기 쉬운 사춘기나 갱년기에는 긍정적인 사고가 중요합니다. 긍정적인 사고를 하면, 무언가 새로운 것을 시작할 때도 자신감을 가지고 스스로를 응원할 수 있습니다. 만약 실패하더라도, 좋은 경험이 되었다거나 배운 점이 있다고 긍정적으로 느끼고 그 일을 계속해 나갈 수 있죠.

반면, 부정적인 사고를 가진 사람은 자신은 해낼 수 없다고 생각하거나 실패를 무서워합니다. 행동하는 것 자체를 두려워하게 되죠. 만약 실패하면 좌절해서 점점 행동하지 않으려 하고, 결국 자신은 안 된다는 생각에 빠집니다.

물론 위기 회피라는 관점에서는 부정적인 감정이 중요할 때도 있습니다. 또, 컨디션에 따라 상황을 긍정적으로 받아들이기 힘든 날도 있을 것입니다. 하지만 부정적인 사고가 습관이 되면 결국 힘들어지는 것은 자기 자신입니다.

그럼, 어떻게 하면 뇌의 부정적인 사고에서 벗어날 수 있을까요? 한 가지 방법을 추천해 드리겠습니다. 그것은 바로, 자기 전에 그날 있었던 일 중에서 좋았던 일 3가지를 말로 꺼내 보는 것입니다. 참 간단하죠? 부모와 자녀가 함께 이야기 하는 것도 좋습니다.

"아침 식사가 맛있었어."

"카페의 창가 자리가 비어 있어서 앉을 수 있었어."
"친구와 이야기를 했는데 즐거웠어."

정말 무엇이든 좋아요. 아무것도 생각나지 않는다면, "오늘도 좋은 날이었어."라고 말해보시길 바랍니다. 우리의 뇌는 특정 주제가 생기면 그와 관련된 정보를 모으려는 습성이 있습니다. '좋은 일'을 발견하려는 습관을 만들면 생활 속에서도 긍정적인 정보가 쉽게 눈에 들어오게 되죠.

언뜻 부정적으로 보이는 일도 좋은 일로 바꿀 수 있다면 훨씬 건강하게 생활할 수 있습니다.

'앞머리가 너무 짧게 잘려서 우울해. 학교 가기 싫어.'
→ '앞머리가 짧아졌으니 새로운 스타일을 시도해 보자!'

'갱년기구나, 하아~ 이제 여자로서 끝인 건가.'
→ '갱년기! 내 몸과 마음을 마주할 기회야!'

더 말할 필요도 없이, 후자와 같이 생각해야 더 건강한 생활을 할 수 있습니다. 위기를 기회로 바꾸는 발상은 자신을 스트레스로부터 보호하는 방법이기도 합니다.

스트레스를 건강 마인드로 바꾸는 방법

매일 쏟아지는 빨래, 돼지우리를 연상케 하는 방, 잦은 학부모 모임, 친구 관계, 일, 경제적문제…… 아아아아! 스트레스 받는 일이 너무 많아!

부모도 사람입니다. 때로는 스트레스를 못 이겨 케이크나 술을 들이켜고 싶을 때도 있고, 아이에게 무심코 심한 말을 할 때도 있고, 그런 자신을 한심하게 여길 때도 있겠죠.
그럼, 도대체 어떻게 하면 좋을까요?

그날의 스트레스는 쌓아두지 말고 발산시키는 편이 좋습니다. 하지만 폭언이나 폭력, 폭음, 폭식은 오히려 짜증을 증가시킨다는 사실! 발상의 전환으로 스트레스와 짜증을 긍정적인 것으로 전환함으로써 스트레스를 해소합시다. 즉, '몸과 마음에 좋은 일'로 바꾸어 스트레스를 날려버리는 것입니다.

예를 들어, 스트레스로 폭식을 하고 싶어진다면, 저렴한 감자칩을 집어삼킬 것이 아니라, 밖에 나가 평소보다 조금 더 좋고, 영양 있는 식사를 잘 씹어서 음미해 봅시다. 화가 치밀어 오른다면 일단 심호흡을 합시다. 그리고 자신이 좋아하는 노래를 틀어놓고 열창해 봅시다. 그러면 다른 사람에게 상처를 주는 일도 없을뿐더러, 산소가 전신을 돌면서 폐활량이 증가하는 효과도 있습니다.

만약 욱하는 기분이 들더라도 사람이나 벽을 때려서는 안 됩니다. 그럴 때는 섀도 복싱을 해봅시다. 복싱 자세로 "쉿! 쉿!" 하면서 허공에 펀치나 킥을 날려 보는 거죠.

이렇게 하면 운동도 되고 주먹도 아프지 않습니다. 만성적으로 짜증이 난다면 오롯이 자신을 위한 시간을 가져 봅시다. 책 읽기, 목욕, 걷기, 재미있는 프로그램 시청 등, 자신이 좋아하는 것을 시도해 보면 좋습니다.

여유가 된다면 이 짜증은 자신에게 중요한 것인지, 이 상황은 내가 바꿀 수 있는 것인지를 종이에 적어 마음을 정리해 봅니다. 막상 적어 보면 '어라? 그렇게 짜증 낼 일도 아니었네!', '혼자 너무 많은 것을 껴안고 있었는지도 몰라' 하고 깨닫게 될 때도 있습니다. 먼저 어른인 우리부터 실천해 본다면 가족의 행복으로 이어질 것입니다.

제 **5** 장

인생 2막을 시작하다

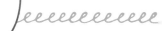

인생의 운전대를 잡는 사람은 바로 나

갱년기를 진정한 인생의 전환점으로 삼기 위해서는, 스스로 결단을 내려야 합니다. 그것이 설령 틀린 것이라고 하더라도 말이죠. 이것은 모든 세대에 적용되는 이야기입니다.

'엄마의 말을 듣고 이 대학에 응시했다.'

'배우자가 원해서 가정주부로 지내고 있다.'

'친구가 좋다길래 이 브랜드의 화장품을 쓰고 있다.'

앞으로는 이런 사고방식을 해서는 안 됩니다! 내 인생의 결정을 누군가 대신해 주는 것이 당장은 편할지도 모르지만, 사실은 매우 위험한 일입니다. 누군가의 말이나 행동이 계기가 되어 자기 의사와 선택으로 행동한다면 괜찮습니다. 하지만, 선택 자체를 남에게 맡기면 어려운 상황에 마주했을 때 그 사람을 원망하게 될 수 있습니다.

'일이 잘 풀리지 않는 건 엄마 때문이야.'

'직장에 전념할 수 없는 이유는 배우자 때문이야.'

'요새 주름살이 신경 쓰여. 이건 다 화장품을 추천한 친구 때문이야.'

결단을 남에게 맡기고 불만을 품게 되면 결국 본인도 그 사람도 괴롭습니다. 평소에 마주하는 작은 일도 스스로 선택하지 않았는데, 큰 사안을 마주했을 때 갑자기 자신의 의지대로 선택하기란 생각보다 어렵습니다. 진짜 내가 원하는 것, 내 의견이 무엇인지 모른다고 해도 무리는 아닙니다.

그럴 때는 다음의 두 가지 방법을 시도해 보시길 바랍니다.

첫째, 자기 생각을 정리해서 말로 표현하는 것입니다. 자신이 어떻게 생각하는지를 종이에 쓰거나 블로그 혹은 SNS에 게시해 봅시다. 용기를 내어 다른 사람에게 이야기하는 것도 좋습니다. 내 의견을 말로 표현될 수 있게 되면, 내가 어떻게 하고 싶은지가 보여 선택을 내리기 쉬워집니다.

둘째, 의식적으로 작은 것부터 스스로 선택해보는 것입니다. 만약 친구들과 점심 메뉴를 고르는 상황이라면 "아무거나 괜찮아"라고 말하지 말고, "오늘은 역 앞에 새로 생긴 가게에 가 보자!"라는 식으로 먼저 제안해 봅시다.

자기 인생의 운전대는 남에게 맡기지 말고 스스로 잡아야 합니다. 자신의 행복은 스스로 결정하는 것입니다. 인생의 주인공은 다름 아닌 당신이니까요!

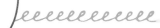

아이의 독립, 다시 시작되는 내 인생

"언젠가는 이날이 올 줄은 알았지만, 눈물이 멈추지 않아요."

어머니로서의 정체성은 기한이 있습니다. 한 지붕 아래에서 내내 아이와 함께한 시간은 때로 힘들었지만, 돌아보면 소중하고 사랑스럽지 않은 순간이 없죠. 하지만 자녀는 언젠가 독립해 부모 곁을 떠나게 됩니다. 기쁜 일이라는 것을 머리로는 알고 있지만, 마음은 구멍이 뻥 뚫린 듯 허전함이 밀려옵니다.

'이제 엄마로서 해야 할 역할이 끝나버렸는데, 무엇을 위해 살아야 하지?'

자녀와 오랜 시간을 함께 지냈기 때문에 충분히 그렇게 생각할 수 있습니다. 하지만 부모의 인생에도 전환이 필요합니다. 우선 실컷 울고, 그동안 수고한 자신을 위로하고 나서 다음 단계로 나아갑시다. 지금까지 아이를 위해 사용하던 시간을 이번에는 자신을 위해 사용해 보면 어떨까요? 좋아하는 일, 하고 싶은 일, 새로운 일, 무엇이든 좋습니다.

자신을 위한 시간이 많지 않았거나 내면을 들여다볼 시간이 없었던 분들은 '자신을 위해서'라는 말을 들어도 자신이 정말 하고 싶은 것이 무엇인지 찾기 어려울 수 있습니다. 그럴 때는 자신에 대해 하나씩 점검해 봅시다. 지금 무슨 일을 하고 있는지, 어떤 일에 시간을 쓰고 있는지, 무엇을 하고 싶은지, 어떻게 살고 싶은지, 생각나는 대로 종이에 써 보는 것입니다. 자신을 주체로 글을 적어 내려가면서 '삶의 보람'을 느낄 수 있는 일을 찾는 것입니다. 그렇게 자신의 세계를 점점 넓혀 나가면 당신의 인생은 분명 풍요로워질 것입니다.

중년의 위기를 극복하는 방법

'나다움이란 무엇일까?'
'한 번뿐인 인생, 이대로 괜찮을까?'

사춘기 시절, 우리는 이 같은 고민을 하면서 어른이 되었습니다. 자신의 정체성에 대해 스스로 묻고 답하는 과정이지요. 갱년기가 되면 이와 비슷한 갈등을 다시 겪는 분들이 많습니다. 네, 제2의 사춘기라고 불리는 '중년기 위기'가 찾아오는 것입니다.

심리학자 융에 따르면, 갱년기에 그동안 숨겨졌던 문제나 욕구를 직면하는 것은 지극히 정상적이라고 합니다. 그러니 나이 들어서 이런 고민을 한다고 부끄럽게 여기지 않아도 됩니다. 내 인생이 이대로 괜찮은지 멈춰 서게 되는 마음 뒤에는, 한 번뿐인 인생을 소중히 살고 싶다는 생각이 자리하고 있으니까요. 중년에 맞이한 위기, 이왕이면 자신의 인생을 더 적극적으로 살아갈 기회로 바꿔보면 어떨까요?

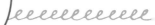

'넌 무엇이든 될 수 있어! 미래에는 무한한 가능성이 있어!'

우리는 자라나는 아이들에게 이런 메시지를 전합니다. 하지만 부모인 우리의 미래에도 마찬가지로 무한한 가능성이 있습니다. 우리 역시 무엇이든 될 수 있습니다. 말도 안 된다고 생각하시나요? 잘 생각해 봅시다. 이제는 인생 100세 시대입니다. 과거와 비교하면 20~30년이나 인생의 시간이 길어지고 있습니다. 나이가 들었다는 생각으로 자신의 인생에 벽을 만들고 있지는 않나요? 그러기엔 인생이 아깝습니다. 늦었다고 생각될 때가 가장 빠른 때라는 생각으로 도전해 봅시다.

우리가 아이와 다른 점은 지금까지 축적해 온 지식과 경험을 가지고 있다는 것입니다. 이는 큰 강점인 동시에 약점이 되기도 합니다. 지금까지의 경험과 성공을 통해 자신감을 가지는 것은 좋지만, 그 자존심이 당신의 발목을 잡을 수도 있습니다. 아집과 자존심은 새롭게 도전할 기회를 놓치게 합니다. 또, 주변 사람과의 소통을 어렵게 만들기도 합니다.

한편, '이제 나는 늙었다', '아름답지 않다', '지식이나 능력이 없다', '체력이 없다'는 등의 이유로 자신감이 잘 생기지 않는 경우도 있습니다. '젊은 사람들은 좋겠네! 나는 이제 안 돼.' 이런 생각이 들더라도 말로 표현하지 않도록 주의합시다. 말은 뱉는 순간, 그 말을 한 본인이 가장 가까이서 듣게 됩니다. 부디 자신에게 부정적인 저주를 걸지 마시길 바랍니다.

'나도 나름대로 열심히 하고 있어.'
'지금까지 꿋꿋하게 살아왔잖아.' 하고 자기 자신을 긍정합시다.

만약 '나한테는 이렇다 할만한 게 정말 아무것도 없다'는 생각 때문에 자신감이 들지 않나요? 괜찮습니다. 지금부터 만들어 나가면 되니까요.

사춘기든 갱년기든, 누구나 각자의 단계에서 인생에 대한 고민을 하게 됩니다. 언뜻 보면 화려하게 빛나고 고민이 없어 보이는 사람들도, 소위 성공한 사람들도 굳이 입 밖으로 내어 말하지 않을 뿐, 상처받기도 하고 고민을 짊어지기도 하며 살아갑니다. 새로운 무대에서 행복한 삶을 보내기 위해서는 지나치게 과시하지도, 자신감을 잃지도 말고 있는 그대로의 내가 되어야 합니다. 남들이 어떻게 생각하느냐보다 나는 어떻게 하고 싶은지가 중요합니다.

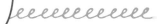

삶의 보람을 찾아 나설 때

당신의 삶의 보람은 무엇인가요? 삶의 보람은 '삶의 의미나 가치 등, 그 사람의 삶을 고무시키고 뒷받침하는 것'이라고 정의할 수 있습니다. 나름대로 해석해 보자면, 삶의 보람이란 '자신을 행복하게 하는 힘'입니다. 꾸준히 삶의 보람을 찾아 나가는 힘을 기르면 자신의 인생을 즐길 수 있다는 것이죠.

실제로 일본모성위생학회의 연구 결과에 따르면 '삶의 보람을 가지고 있는 여성은 갱년기 증상이 가볍다'고 합니다. 또, 미국 마운트시나이 아이칸 의과대학에서도 '삶의 보람을 가진 사람은 심혈관질환의 발병위험이 낮고 건강수명이 길다'라는 연구 결과를 발표한 바 있습니다.

몸과 마음을 건강하게 하고, 삶을 풍요롭게 하는 비밀은 '삶의 보람'에 있다!

여기서 주의해야 할 점은 어떤 한 가지의 보람에 구애받거나 의존해서는 안 된다는 것입니다. 예를 들어 '자녀의 성장이 삶의 보람'이라고 생각하는 경우, 자녀가 독립해 부모 곁을 떠나고 나면 삶의 보람도 없어져 버리기 때문입니다.

삶의 보람으로 삼을 수 있는 대상은 많습니다. 누군가와 나눈 약속을 비롯해 은사의 가르침, 강렬한 인상을 받았던 과거의 경험, 사람과의 관계, 지금 하는 일, 사회에서 현재 맡고 있는 역할, 자신의 꿈, 자녀나 손주의 성장, 실현하고 싶은 사회 등이 있을 것입니다. 사실, 당신은 이미 삶의 보람을 가지고 있습니다. 그것을 자각한다면 세계를 바라보는 방식과 색깔, 그리고 인생의 맛이 달라질 것입니다.

이 삶의 보람을 구체적으로 '가시화'하는 4가지 질문을 준비했습니다. 남이 내린 평가나 기준을 빼고, 자기 자신을 주체로 삼아 생각해보시길 바랍니다. 계속해서 같은 키워드가 나와도 괜찮습니다. 삶의 보람 디자인 시트에 질문에 대한 답을 적어 봅시다.

Q1. 당신이 좋아하는 일은 무엇인가요?

먼저 채워야 할 것은 당신이 '좋아하는 일'입니다. 어렸을 때부터 좋아하는 일, 시간이 가는 줄도 모르고 몰두하는 일이 있나요? 경제적인 문제를 고려하지 않아도 된다면 무엇을 하고 싶나요? 여행, 해외문화 접하기, 영화나 연극, 춤이나 노래, 코미디 등을 들 수 있는데요, 당신은 어떤가요? 좋아하는 일을 생각하는 것은 무척 즐겁습니다. 좋아하는 일은 다시 말해 당신의 가치관입니다. 당신은 어떤 것에 가치를 느끼나요?

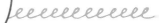

Q2.   당신이 잘하는 일은 무엇인가요?

잘하는 것은 당신의 재능입니다. 재능이라고 표현하면 무언가 특별한 것처럼 느낄 수 있지만, 사실 당신은 당신이 생각하는 것보다 더 많은 재능을 가지고 있습니다. 3년 이상 계속하고 있는 취미가 있나요? 지금까지 해온 공부나 자격증, 극복한 콤플렉스, 다른 사람들이 좀처럼 하지 않는 일이 있나요? 빨래 개키기, 사람들의 이야기 들어주기, 필라테스 자격증, 둥근 코를 오뚝하게 만들어주는 메이크업 기술 등. 어떤 답이 나와도 괜찮습니다.

Q3.   당신이 주변 사람에게 고맙다는 말을 듣는 일은 무엇인가요?

어떤 일을 했을 때 다른 사람에게 감사의 말을 듣나요? 여기서만큼은 겸손해하지 않아도 됩니다. 당신이 지금까지 해 온 일 중에서 다른 사람을 기쁘게 했거나 경제적 이익을 창출했던 일을 써 보시길 바랍니다. 요리를 만들었을 때, 친구의 고민을 상담해주었을 때, 컴퓨터나 운동 등 다른 사람에게 무언가를 가르쳤을 때, 사람을 소개했을 때 등을 들 수 있겠죠.

혼자서는 도저히 생각해내기 어렵다면 가족이나 친구에게 물어봐도 좋습니다. 또, 앞으로 어떤 일을 했을 때 감사의 말을 듣고 싶은지 생각해보시길 바랍니다. 사람은 살아있는 것만으로도 훌륭하지만,

자신이 어떤 일에 도움이 되고 있다는 사실을 자각하면 마음의 행복도가 훨씬 높아집니다.

자원봉사 활동의 경우, 도움을 받는 사람보다 봉사하는 사람의 행복감이 더 높다는 연구 결과도 있습니다. 시간을 뛰어넘어 미래에도 감사받는 일을 하면 좋지 않을까요? 10년, 20년 후의 환경문제와 같은 이상적인 활동을 해도 멋있을 것입니다.

Q4. 당신이 죽기 전에 꼭 하고 싶은 일은 무엇인가요?

마음의 활력을 유지하기 위해서는 해 보고 싶다는 의욕을 가지는 것이 중요합니다. 일단 자신이 해 보고 싶은 일을 쭉 적어봅시다. 해외에서 생활하기, 새로운 춤 배우기, 부모님께 감사하다고 말하기, 세계의 절경 둘러보기 등, 무엇이든 좋습니다.

정말 하고 싶은 일이라면 과감하게 지금 당장 실행합시다. 남은 인생 중 지금이 가장 젊으니까요. 도전하지 않았을 때의 후회가 도전해서 실패했을 때의 후회보다 2배 더 크다고 합니다. 또, 하고 싶은 일을 하나씩 실현해 나가는 것 자체로 성공 경험을 쌓는 것이기 때문에, 새로운 것에 도전하고자 하는 의욕도 쉽게 생깁니다.

보람 속에서 평생 커리어 만나기

'삶의 보람 디자인 시트'에 적은 키워드를 전체적으로 살펴봅시다. '좋아하는 일이면서 잘하는 일이다'와 같이 몇 가지 주제가 겹치는 키워드가 있나요? 이 시점에서 다시 한번 일상과 주변을 돌아보면 당신의 인생은 분명 삶의 보람이 넘칠 것입니다.

좋아하면서 잘하는 일이라면 열정을 가지고 임할 수 있고, 잘하면서 하고 싶은 일이라면 그 일을 하면서 분명 마음이 충족될 것입니다. 하고 싶은 일이면서 다른 사람에게 감사의 말을 듣는 일이라면 충실한 마음으로 전념할 수 있을 테고요. 또, 다른 사람에게 감사의 말을 듣는 동시에 좋아하는 일이라면 자신의 사명이라고 해도 될 것입니다. 만약 이 모든 것에 해당하는 키워드가 있다면, 그 일은 망설임 없이 당신의 '삶의 보람'이라고 불러도 되지 않을까요?

'삶의 보람 디자인 시트'는 다양하게 활용할 수 있습니다. 체브라에서는 '평생 커리어 형성'을 다루는 강좌에서 가장 많이 활용하고 있습니다. 지금까지의 내용을 정리하자면, 삶의 보람을 찾는 방법은 '자신이 좋아하고, 잘하면서 다른 사람에게 감사의 말을 듣는 일을 발견하는 것'입니다. 간단하죠?

삶의 보람 디자인 시트

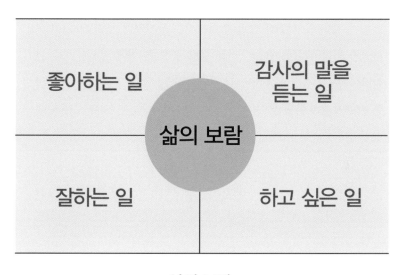

좋아하는 일

감사의 말을
듣는 일

삶의 보람

잘하는 일

하고 싶은 일

삶의 보람

발레, 영화, 음악,
카페 찾아다니기,
케이크, 웹서핑,
사람을 서로 연결하기,
사람과 이야기하기

요리, 케이크 만들기,
사람을 서로 연결하기,
컴퓨터, 빨래 빠르게 개키기,
가사 시간 단축

삶의 보람

요리, 케이크 만들기,
사람을 서로 연결하기,
지역의 정보 제공하기,
에코백 들고 쇼핑하기,
꽃놀이 장소 잡기

전국 맛집 탐방,
분위기 있는 카페 찾아다니기,
피아노, 발레 배우기,
마라톤 완주

좋아하거나 잘하는 일이 지금 없다면, 이번 기회에 새롭게 익혀 봅시다. 어떻게 하면 다른 사람을 더 기쁘게 할 수 있는지, 감사의 말을 들을 수 있는지, 사회에 도움이 되는지를 생각하다 보면 그 일이 곧 자신의 커리어가 됩니다. 그것을 살릴 수 있는 일에 종사하거나, 그런 일이 아직 세상에 없다면 직접 만들어 내는 것도 좋겠죠. 분명 많은 사람에게 도움을 줄 수 있고, 당신 자신도 충실한 날을 보내게 될 것입니다.

스스로를 행복하게 하는 힘

"당신을 행복하게 해줄게요. 나와 결혼해 주세요!"

배우자가 프러포즈할 때 이런 말을 했을지도 모르겠습니다. 하지만 사실, 당신을 행복하게 하는 것은 자기 자신입니다. 특히 성인 여성은 자신을 행복하게 하는 힘을 잘 길러놔야 합니다. 자녀가 독립한 이후, 혼자 생활하게 되는 경우가 많기 때문입니다. 남녀의 평균 수명 차이를 생각하면 말이죠. 자신의 행복을 남에게만 맡긴다면, 그 사람이 없어졌을 때 혼란스러워질 것입니다.

'혼자 생활하는 것'이 '고독함'을 의미하지는 않습니다. 따라서 지나치게 걱정할 필요는 없습니다. 하지만 스스로 행복하게 한다는 의식을 가지는 것은 중요합니다. 의식을 가진다면, 언제든지 지금보다 넓은 시야에서 다음에 자신이 할 행동을 결정할 수 있습니다. 일이나 취미, 자원봉사 단체에 가입하기, 마음이 맞는 친구에게 편지나 메시지 보내기 등으로 사람이나 사회와 관계를 맺기 위해 노력할 수도 있습니다.

자신을 행복하게 하는 '삶의 보람을 느끼는 힘'은 사고방식과 행동을 주체적으로 바꿔줍니다. 무엇을 할 때 행복하다고 느끼는지, 앞으로의 인생을 더 행복하게 살기 위해서 어떻게 할지, 그런 생각을 하며 그것을 위해 행동하는 것은 긍정적이고 즐거운 법입니다. 그리고 또 한 가지, 제가 이 책을 통해 가장 전하고 싶은 메시지는 '내가 행복해야 다른 사람도 행복하게 할 수 있다'라는 것입니다.

자녀만 행복하다면 부모는 참아도 되는 걸까요? 저는 그렇게 생각하지 않습니다. 사춘기 시절의 저는 어머니가 행복하기를 바랐습니다. 어머니가 기분 좋게 웃어주시면 저도 더 행복하다고 느꼈기 때문입니다.

　　반대로 생각해도 그렇지 않을까요? 자신이 행복해지기 위해 자녀가 불행해진다면 진짜 행복을 느낄 수 없을 것입니다. 가족이나 친구, 직장 동료도 마찬가지 아닐까요? 주변 사람을 행복하게 하고 싶다면 먼저 '내가 행복해지기로 결심'해야 합니다. 자신이 채워져야 마음에 여유가 생기고, 그래야 어려운 사람을 돕거나 배려할 수 있습니다. 즉, 내가 행복해야 주변 사람도 함께 행복해질 수 있다는 것이죠! 자신의 과거와 다른 사람을 바꾸는 것은 불가능하지만, 자신과 미래는 얼마든지 바꿀 수 있습니다. 먼저 자신을 채우는 일부터 시작해 보시길 바랍니다.

마치며

당신은 어려움에 부딪혔을 때 도와달라고 말할 수 있나요? 흔히 육아의 최종 목표는, 자녀가 부모에게 의존하지 않고 살아갈 수 있도록 독립시키는 것이라고 합니다. 독립이라고 하면 누구에게도 의지하지 않고 혼자 생활할 수 있는 상태라고 여기기 쉽습니다. 하지만 저는 오히려 정반대라고 생각합니다.

독립이란 난관에 부딪혔을 때 혼자 끙끙대는 것이 아니라, 여러 사람에게 도움을 청하거나 도움을 받을 수 있는, 즉 의지할 곳이 많은 상태라고 생각합니다. 물론 공부나 일, 돈, 건강한 몸은 살아가는 데 있어서 중요합니다. 하지만, 궁극적으로 이런 요소가 없더라도 의지할 곳이나 도움을 주고받을 수 있는 연결고리를 많이 가진 사람은 인생을 '풍요롭게' 살 수 있습니다.

사춘기와 갱년기는 물론, 그 후에 이어지는 노년기에도 마찬가지입니다.

저는 사춘기 시절, 부모님도, 돈도, 그리고 거주할 집도 없던 때가 있었습니다. 일반적인 기준에서 생각하면 절망적이라고 볼 수도 있

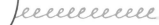

지만, 짧은 시간 동안 친구와 이웃 등 여러 사람의 도움을 받았고, 그 덕분에 지금도 이렇게 살아가고 있습니다.

어려움이나 큰 고민이 생겼을 때 혼자서 끌어안고 있지 말고 적극적으로 누군가에게 의지하시길 바랍니다. 대부분 상대방은 자신에게 도움을 청했다는 사실을 기쁘게 여깁니다. 평소 생활이 평화로워지기도 합니다. 도움을 주고받을 수 있는 관계를 만들기 위해서는 평소에 만나는 사람을 소중히 여겨야 하기 때문이지요.

의지할 대상이 한두 곳밖에 없는 경우에는 주의할 필요가 있습니다. 그것을 잃을까 두려워 시야가 좁아지고, 결국 점점 더 의존하게 되는 악순환에 빠질 위험이 있기 때문입니다. 이를 방지하기 위해서라도 밖으로 나가 의지할 수 있는 곳을 찾아봅시다. 그렇게 '독립'으로 가는 한 걸음을 내디뎌 보시길 바랍니다. 평균 수명이 길어진 지금, 인생을 풍요롭게 살아가는 데 분명 도움이 될 것입니다.

마지막으로, '체브라' 활동 초창기부터 응원을 아끼지 않으신 준포샤(旬報社)의 이마이 씨, 부족한 저를 항상 지지해주는 '체브라' 동료들, 우리 가족, 그밖에 도움을 주신 많은 분들, 그리고 사춘기와 갱년기를 함께 겪은 사랑하는 어머니께 진심으로 감사드립니다. 이 책을 통해 더 많은 분들이 사춘기와 갱년기를 멋진 '체인지 오브 라이프'의 기회로 삼으셨으면 좋겠습니다.

YouTube

YouTube 체브라 채널에서는 몸과 마음을 건강하게 하는 방법을 소개하고 있습니다.

HP

체브라 홈페이지에도 놀러와 주세요!
https://www.chebura.com/

나가타 교코

Nagata Kyoko

NPO법인 체브라 대표이사, 갱년기 토털 케어 강사.

척추교정 지압 · 경락, 반사요법, 필라테스 등을 배웠고 8년 동안 출산 후의 엄마와 아기를 지원하는 활동을 했다. 이 시기에 알게 된 40대 갱년기 여성들의 고민과, 자신이 사춘기 시절 갱년기 어머니와 겪었던 갈등을 토대로 갱년기의 건강 서포트 단체 '체브라'를 설립했다. '체브라'는 갱년기를 긍정적으로 표현한 영어 the change of life에서 영감을 얻은 이름이다.

1,000명이 넘는 여성들과 의사의 조사 및 협력을 얻어 〈갱년기 대책 메소드〉를 연구 · 개발 · 보급하고 있다. 일본 내 기업, 관공서, 의료기관을 비롯해 해외에서도 강연하고 있으며, 누적 인원 총 3만 5,000명이 수강했다.

YouTube 〈체브라 채널〉과 만담 등을 통해 갱년기를 쉽고 즐겁게 지낼 수 있는 방법을 알리고 있다. 저서로는 『女40代の体にミラクルが起こる！ちぇぶら体操(40대 여성의 몸에 기적이 일어난다! 체브라 체조)』〈三笠書房〉, 『はじめまして更年期♡(반가워, 갱년기♡)』〈青春出版社〉 등이 있다.

Original Japanese title: FURIMAWASARENAI!
KONENKI: Haha to Musume no tameno 'Josei Hormone' Taisaku Book

Copyright © Nagata Kyoko, 2022
Original Japanese edition published by Junposha Co., Ltd.
Korean translation copyright © 2023 by Korean Studies Information Co., Ltd.
Korean translation rights arranged with Junposha Co., Ltd.
through The English Agency (Japan) Ltd. and Danny Hong Agency.

여성호르몬 공략집

사춘기 딸과 갱년기 엄마가 함께 보내는 일상이 행복하도록

초판 인쇄 2023년 11월 30일
초판 발행 2023년 11월 30일

지은이 나카타 교코
옮긴이 일본콘텐츠전문번역팀
발행인 채종준

출판총괄 박능원
국제업무 채보라
책임번역 김예진
책임편집 구현희
디자인 홍은표
마케팅 전예리 · 조희진
전자책 정담자리

브랜드 라라
주소 경기도 파주시 회동길 230 (문발동)
투고문의 ksibook13@kstudy.com

발행처 한국학술정보(주)
출판신고 2003년 9월 25일 제406-2003-000012호
인쇄 북토리

ISBN 979-11-6983-772-9 03510

라라는 건강에 관한 도서를 출간하는 한국학술정보(주)의 출판 브랜드입니다.
라라란 '흥겹고 즐거운 삶을 살다'라는 순우리말로,
건강을 최우선의 가치로 두고 행복한 삶을 살자는 의미를 담고 있습니다.
'건강한 삶'에 대한 이정표를 찾을 수 있도록, 더 유익한 책을 만들고자 합니다.